丛书编委会

医疗器械标准丛书

丛书主编：李伟松

医疗器械消毒标准解读

Interpretation of Standards of Sterilization Technique and Equipments

主　编◎黄鸿新

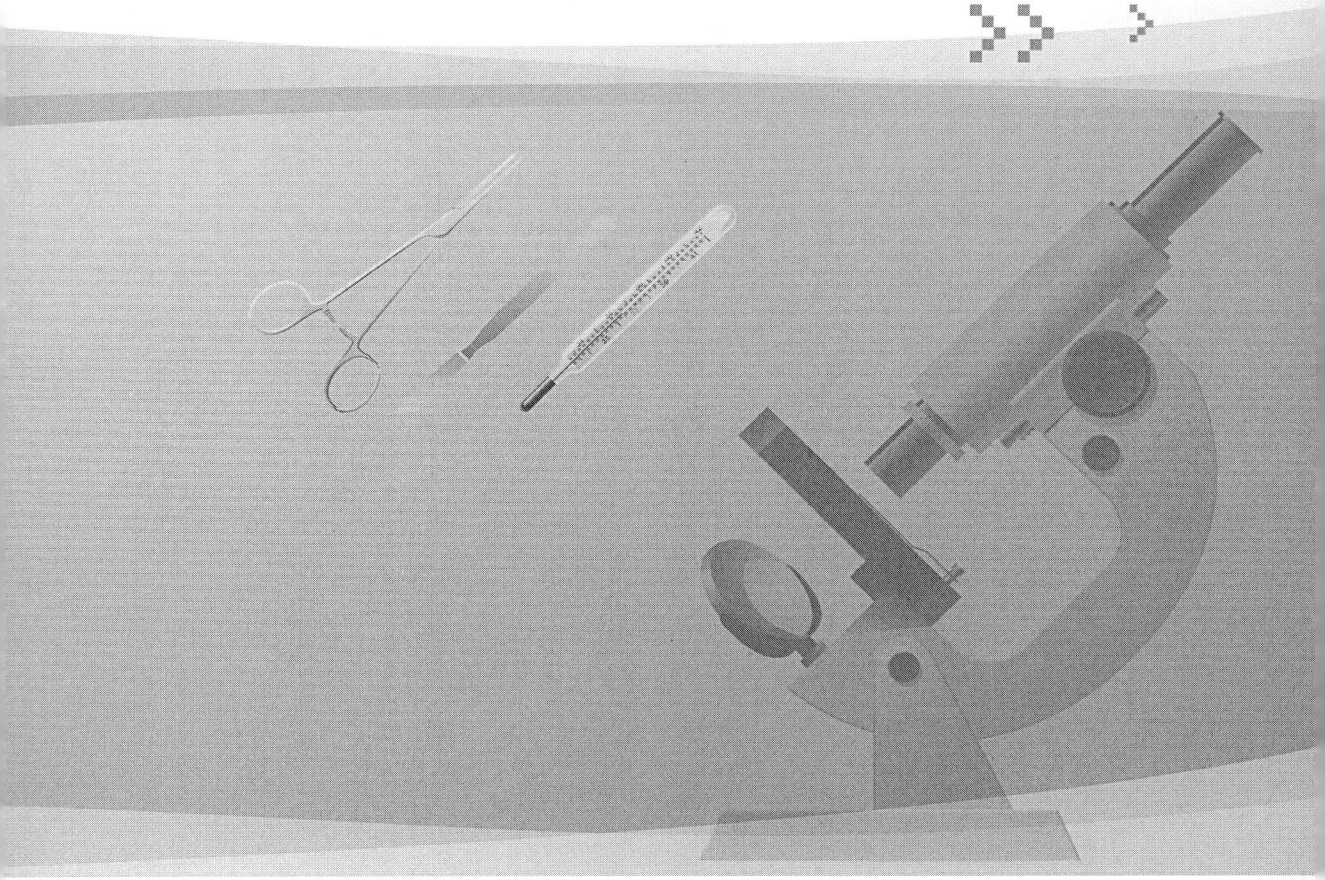

暨南大學出版社
JINAN UNIVERSITY PRESS

中国·广州

本书编委会

主　　编：黄鸿新

副 主 编：黄秀莲

执行主编：胡昌明

编　　委：梁泽鑫　苗晓琳　陈　强　夏信群
王洪敏　赵振波　翁　辉　黄靖雄
钱英杰　吴伟荣　邱纬宇　龚琬玲
刘振健

序

自然界中存在许多微生物，包括细菌、真菌、原生动物和病毒等。在至今为止发现的上万种微生物中，大多数是对人类有益的，有些甚至是我们生存和生活不可或缺的，但也有一小部分是对人类有害的。消毒和灭菌是人类与有害微生物作斗争的一种手段，其任务是抑制和杀灭有害微生物。

消毒是指将物品上的存活微生物数量减少到预先规定的水平，以满足下一步处理和使用的需要。对于医疗机构而言，消毒要达到的规定水平就是消除或杀灭传播媒介上的病原微生物，达到无害化的处理；灭菌是经确认的使产品无存活微生物状态的过程。消毒和灭菌的区别是对微生物杀灭或清除程度的不同，消毒处理达到最高的规定水平就是使之无存活着的微生物，即为灭菌。

医疗器械制造商应按照《医疗器械生产质量管理规范》组织生产，无菌医疗器械制造商还应满足无菌医疗器械或植入性医疗器械生产的相关要求。

医疗器械在临床使用的目的不同，对无菌的要求也各有不同；需消毒或灭菌的医疗器械性能千差万别（如材质、结构、用途、耐热性等），因此所采用的消毒和灭菌方式也各有不同。

临床上一般依据斯伯尔丁分类法（E. H. Spaulding Classification），根据医疗器械被污染后使用所致感染的危险性大小及在患者使用之前的消毒或灭菌要求，将医疗器械分为三类：高度危险性物品（Critical Items）、中度危险性物品（Semi-critical Items）和低度危险性物品（Non-critical Items）。医疗器械若属于高度危险性物品，应采用灭菌方法处理；若属于中度危险性物品，应采用达到中水平消毒以上效果的消毒方法；若属于低度危险性物品，宜采用低水平消毒方法，或作清洁处理；遇有病原微生物污染时，针对所污染病原微生物的种类选择有效的消毒方法。

医疗器械消毒灭菌的相关标准（简称“医疗器械消毒标准”）正是用于指导和服务医疗器械消毒和灭菌的标准，包括工业和医疗两个领域，涉及环氧乙烷灭菌、辐射灭菌、湿热消毒与灭菌等多种灭菌方式和原理，相关标准对医疗器械监管部门、无菌医疗器械制造商、灭菌服务商和医疗机构等都具有较强的指导意义。

在本书的编写过程中，来自企业、检验机构等标准的主要起草人充分利用多年的工作经验和知识，对各项标准进行了解读，希望能帮助读者加深对标准的理解，提高认识，便于标准得到可靠有效的实施。

由于编者水平有限，书中难免会有疏漏和不妥之处，恳请读者批评指正，容日后不断充实完善。

黄鸿新

2018 年 6 月

目　录

第一章　医疗器械消毒标准

第一节　国际消毒标准化组织

一、ISO/TC 198　医疗保健产品灭菌技术委员会

国际标准化组织ISO是世界上最大的非政府性标准化专门机构，是国际标准化领域中一个十分重要的组织。其宗旨是：在世界范围内促进标准化工作的发展，以利于国际物资交流和互助，并扩大知识、科学、技术和经济方面的合作。其主要任务是：制定国际标准，协调世界范围内的标准化工作，与其他国际性组织合作研究有关标准化问题。

国际标准化组织医疗保健产品灭菌技术委员会（ISO/TC 198 Sterilization of Health Care Products）成立于1990年，致力于医疗保健产品的灭菌过程，灭菌、清洗、消毒设备及辅助产品方面的标准化工作。目前已经制定并发布了40项国际标准，覆盖了医疗保健产品灭菌技术领域。从概念上来说，医疗保健产品包括药品、生物制品和医疗器械，但由于药品和生物制品都有药典（如《美国药典》《欧洲药典》《中国药典》《日本药典》等）进行规范，因此医疗保健产品灭菌标准主要是关于医疗器械消毒灭菌的标准。ISO/TC 198所归口的国际标准为各国政府相关职能部门提供监管依据；对全球消毒灭菌设备制造商、无菌医疗器械制造商的产品设计、生产和质量控制提供帮助；为医疗机构和无菌处理机构的灭菌过程控制提供指导，以防止疾病感染，促进人类健康。ISO/TC 198下设15个工作组，如表1－1所示。

表1－1　ISO/TC 198的工作组

编号	工作组名称
TC 198/WG 1	Industrial Ethylene Oxide Sterilization　工业环氧乙烷灭菌
TC 198/WG 2	Radiation Sterilization　辐射灭菌
TC 198/WG 3	Moist Heat Sterilization　湿热灭菌
TC 198/WG 4	Biological Indicators　生物指示物
TC 198/WG 5	Terminology　术语
TC 198/WG 6	Chemical Indicators　化学指示物
TC 198/WG 7	Packaging　包装
TC 198/WG 8	Microbiological Methods　微生物学方法
TC 198/WG 9	Aseptic Processing　无菌加工
TC 198/WG 10	Liquid Chemical Sterilization　液体化学灭菌

（续上表）

编号	工作组名称
TC 198/WG 11	General Criteria for Sterilization Processes 灭菌过程通用标准
TC 198/WG 12	Information for Reprocessing of Resterilizable Devices 可重复灭菌器械再处理信息
TC 198/WG 13	Washer-disinfectors 清洗消毒器
TC 198/WG 14	Dry Heat Sterilization 干热灭菌
TC 198/WG 15	Assurance of Sterility 无菌保证

二、CEN/TC 102 欧洲医用灭菌器技术委员会

欧盟标准化组织 CEN 的宗旨是“一个标准，一项测试，全球接受”，通过协调技术需求，克服法律差异，推动全球贸易，将国际标准完全等同地转化成国家标准，消除有冲突的国家标准，促进全球技术协调，在国际标准协调透明的基础上，将技术法规与标准化相连。

欧盟标准化组织在灭菌领域的技术委员会包括 CEN/TC 102 医用灭菌器技术委员会（Sterilizers and Associated Equipment for Processing of Medical Devices），主要致力于灭菌器、清洗消毒器及其相关装置的标准化工作，以确保满足使用产品的清洁、清洗、灭菌和无菌。

秘书处设在德国标准化协会（DIN），下设 8 个工作组，见表 1－2。

表 1－2 CEN/TC 102 的工作组

编号	工作组名称
TC 102/WG 1	Terminology 术语
TC 102/WG 2	Large Steam Sterilizer Testing 大型蒸汽灭菌器测试
TC 102/WG 3	Large Steam Sterilizer Requirements 大型蒸汽灭菌器要求
TC 102/WG 4	Packaging 包装
TC 102/WG 5	Small Steam Sterilizers 小型蒸汽灭菌器
TC 102/WG 6	Low Temperature Sterilizers 低温灭菌器
TC 102/WG 7	Biological and Chemical Indicators 生物和化学指示物
TC 102/WG 8	Washer-disinfectors 清洗消毒器

三、CEN/TC 204 欧洲医疗器械灭菌技术委员会

欧盟标准化组织在灭菌领域的技术委员会还包括 CEN/TC 204 医疗器械灭菌技术委员会（Sterilization of Medical Devices），主要负责常规的灭菌方法相关标准，例如环氧乙烷、辐射、湿热、无菌加工、液体消毒剂灭菌和其他可能的灭菌方法。秘书处设在英国标准协会（BSI）。

四、CEN/TC 216　欧洲化学消毒剂和防腐剂技术委员会

所有化学制品皆影响环境，消毒剂也不例外。因此，政府、公共机构和监管机构对有重大环境影响的消毒剂较感兴趣。CEN/TC 216　化学消毒剂和防腐剂技术委员会（Chemical Disinfectants and Antiseptics）制定的标准主要用于反映一种产品是否具有抗菌（杀菌的、杀虫的、杀真菌的、杀孢子的、杀病毒的）活性。

五、AAMI/ST　美国灭菌标准技术委员会

美国医疗仪器促进协会（The Association for the Advancement of Medical Instrumentation，AAMI）成立于1967年，是非营利的国际性与专业性组织，拥有超过7 000个会员。AAMI的目标是提高对医疗器械的认识及使用水平，确保医疗保健机构开发、管理和使用安全有效的医疗技术。美国医疗仪器促进协会在消毒领域的技术委员会是AAMI/ST　灭菌标准技术委员会（Sterilization Standards Committee），该技术委员会下设31个工作组，具体见表1－3。

表1－3　AAMI/ST的工作组

编号	工作组名称
ST/WG 01	Industrial EO Sterilization　工业环氧乙烷灭菌
ST/WG 02	Radiation Sterilization　辐射灭菌
ST/WG 03	Industrial Moist Heat Sterilization　工业湿热灭菌
ST/WG 04	Biological Indicators　生物指示物
ST/WG 05	Sterilization Terminology　灭菌术语
ST/WG 06	Chemical Indicators　化学指示物
ST/WG 07	Packaging　包装
ST/WG 08	Microbiological Methods　微生物学方法
ST/WG 09	Aseptic Processing　无菌加工
ST/WG 10	Liquid Chemical Sterilization　液体化学灭菌
ST/WG 11	General Criteria for Sterilization Processes　灭菌过程通用标准
ST/WG 12	Instructions for Reusable Device Reprocessing　可重复灭菌器械再处理指导
ST/WG 13	Washer-disinfectors　清洗消毒器
ST/WG 15	Assurance of Sterility　无菌保证
ST/WG 40	Steam Sterilization Hospital Practices　医院蒸汽灭菌规范
ST/WG 42	Dry Heat Sterilization　干热灭菌
ST/WG 43	Hospital Steam Sterilizer　医院用蒸汽灭菌器
ST/WG 60	EO Sterilization Hospital Practices　医院环氧乙烷灭菌规范

（续上表）

编号	工作组名称
ST/WG 61	Chemical Sterilants Hospital Practices 医院化学灭菌剂规范
ST/WG 62	Hospital EO Sterilizer 医院用环氧乙烷灭菌器
ST/WG 63	Sterilization Residuals 灭菌残留
ST/WG 83	Reusable Surgical Textiles Processing 重复使用外科织物的处理
ST/WG 84	Endoscope Reprocessing 内镜的再处理
ST/WG 85	Human Factors for Device Reprocessing 器械再处理的人员因素
ST/WG 86	Quality Systems for Device Reprocessing 器械再处理的质量体系
ST/WG 91	Resistometer 抗力仪
ST/WG 92	Process Challenge Devices 过程挑战装置
ST/WG 93	Cleaning of Reusable Medical Devices 可重复使用器械的清洁
ST/WG 94	Rigid Sterilization Container Systems 刚性灭菌容器
ST/WG 95	Water Quality for Reprocessing Medical Devices 医疗器械再处理用水质量
ST/WG 96	Compatibility of Materials Subject to Sterilization 灭菌材料兼容性

第二节 我国消毒标准化技术委员会

一、SAC/TC 200 全国消毒技术与设备标准化技术委员会

SAC/TC 200 全国消毒技术与设备标准化技术委员会（以下简称“消毒技委会”）由原国家质监局于1992年批准成立，在专业范围内从事医疗保健产品消毒灭菌技术和设备的标准化工作，该范围包括消毒与灭菌的所有模式：化学消毒与灭菌、热力消毒与灭菌、辐射灭菌等，以及在工业和医疗卫生两个方面的应用。对口的国际标准化组织是ISO/TC 198 医疗保健产品灭菌技术委员会。

消毒技委会负责本专业技术领域的标准化技术归口工作，内容包括：

（1）提出标准的制、修订计划。

（2）标准的审查、上报、复审。

（3）归口标准的解释、咨询、宣贯、培训，并推动实施。

（4）代表中国（P成员）参加国际标准化工作。

根据国际标准化委员会的情况以及标准化工作的需要，消毒技委会设立9个专业工作组，分别为WG1 环氧乙烷灭菌工作组、WG2 辐射灭菌工作组、WG3 热力灭菌工作组、

WG4 指示物工作组、WG5 微生物方法工作组、WG6 化学消毒剂工作组、WG7 包装工作组、WG8 清洗消毒工作组、WG9 其他。

二、消毒标准专业委员会

全国卫生标准委员会是卫计委领导下的卫生标准工作的技术和咨询组织，由卫生标准管理委员会和若干专业卫生标准委员会组成。主要负责卫生标准工作的归口管理及各相关领域卫生标准的业务指导。

全国卫生标准委员会下设消毒标准专业委员会，消毒标准专业委员会工作范围包括消毒相关产品卫生标准、消毒效果评价标准与方法、现场消毒操作应用规范及相关基础标准等卫生标准，秘书处挂靠单位是中国 CDC 环境与健康相关产品安全所。

第三节　医疗器械消毒标准体系建设

一、我国医疗器械消毒和灭菌的法规要求

（一）医疗器械生产质量管理规范

国家食品药品监督管理总局《关于发布医疗器械生产质量管理规范　附录　无菌医疗器械的公告》（2015 年第 101 号）中规定：

条款 2.5.3　无菌医疗器械的初包装材料应当适用于所用的灭菌过程或无菌加工的包装要求，并执行相应法规和标准的规定，确保在包装、运输、贮存和使用时不会对产品造成污染。

应当根据产品质量要求确定所采纳初包装材料的初始污染菌和微粒污染可接受水平并形成文件，按照文件要求对采纳的初包装材料进行进货检验并保持相关记录。

条款 2.6.8　应当选择适宜的方法对产品进行灭菌或采用适宜的无菌加工技术以保证产品无菌，并执行相关法规和标准的要求。

条款 2.6.9　应当建立无菌医疗器械灭菌过程确认程序并形成文件。灭菌过程应当按照相关标准要求在初次实施前进行确认，必要时再确认，并保持灭菌过程确认记录。

而国家食品药品监督管理总局《关于发布医疗器械生产质量管理规范　附录　植入性医疗器械的公告》（2015 年第 102 号）中也有类似规定，该条款要求执行的标准，就是医疗器械消毒灭菌相关标准。

（二）医疗器械产品注册要求

国家食品药品监督管理总局《关于公布医疗器械注册申报资料要求和批准证明文件格

式的公告》（2014 年第43 号）的附件4《医疗器械注册申报资料要求及说明》规定，要求提供4.4 包装说明（对无菌医疗器械，应当说明与灭菌方法相适应的最初包装的信息）及5.4 灭菌和消毒工艺研究相关资料，包括以下方面：

（1）生产企业灭菌。

应明确灭菌工艺（方法或参数）和无菌保证水平（SAL），并提供灭菌确认报告。

（2）终端用户灭菌。

应当明确推荐的灭菌工艺（方法或参数）及所推荐的灭菌方法确定的依据；对可耐受两次或多次灭菌的产品，应当提供产品相关推荐的灭菌方法耐受性的研究资料。

（3）残留毒性。

如灭菌使用的方法容易出现残留，应当明确残留物信息及采取的处理方法，并提供研究资料。

（4）终端用户消毒。

应当明确推荐的消毒工艺（方法或参数）以及所推荐消毒方法确定的依据。

二、标准体系

目前，消毒技委会基本建立了适应国内医疗器械法规监管需求，并与国际标准接轨的医疗器械消毒标准体系。标准体系框架见下图。

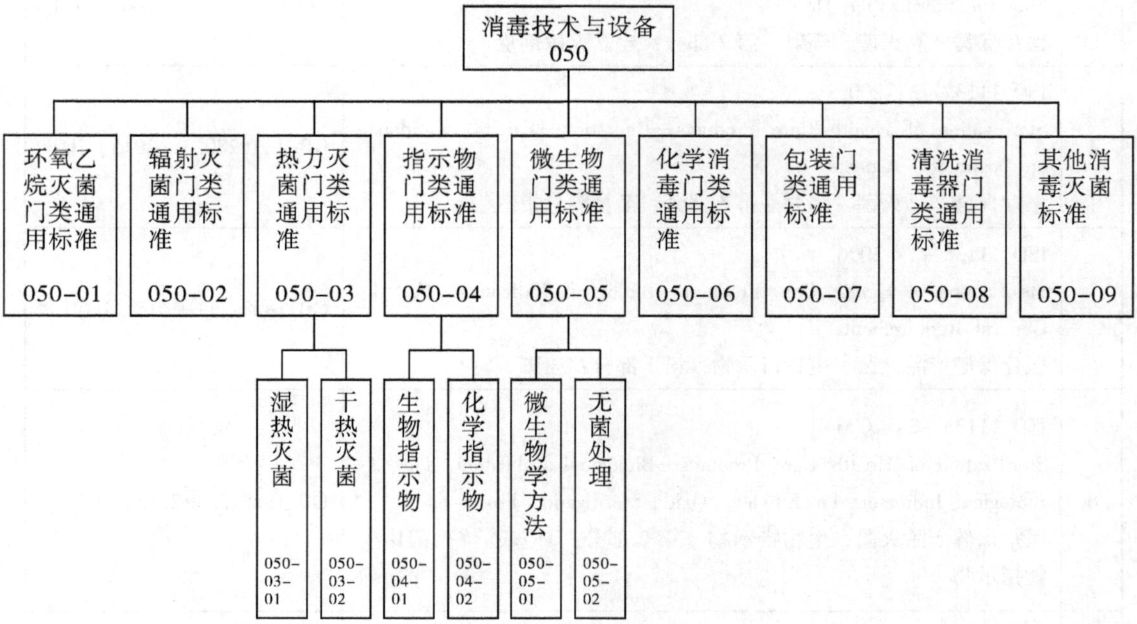

医疗器械消毒标准体系框架

相应的国际标准转化情况见表 1－4。

表 1－4　国际标准转化情况

序号	国际标准编号及名称	转化情况
1	ISO 11135：2014 Sterilization of Health Care Products—Ethylene Oxide—Requirements for Development, Validation and Routine Control of a Sterilization Process for Medical Devices 医疗保健产品灭菌　环氧乙烷　医疗器械灭菌过程的开发、确认和常规控制的要求	GB 18279.1—2015 (ISO 11135－1：2007，IDT) GB/T 18279.2—2015（ISO/TS 11135－2：2008，IDT）
2	ISO 11137－1：2006 Sterilization of Health Care Products—Radiation—Part 1：Requirements for Development, Validation and Routine Control of a Sterilization Process for Medical Devices 医疗保健产品灭菌　辐射　第 1 部分：医疗器械灭菌过程的开发、确认和常规控制的要求	GB 18280.1—2015，IDT
3	ISO 11137－2：2013 Sterilization of Health Care Products—Radiation—Part 2：Establishing the Sterilization Dose 医疗保健产品灭菌　辐射　第 2 部分：建立灭菌剂量	GB 18280.2—2015 (ISO 11137－2：2006，IDT)
4	ISO 11137－3：2006 Sterilization of Health Care Products—Radiation—Part 3：Guidance on Dosimetric Aspects 医疗保健产品灭菌　辐射　第 3 部分：剂量测量指南	GB/T 18280.3—2015，IDT
5	ISO 11138－1：2006 Sterilization of Health Care Products—Biological Indicators—Part 1：General Requirements 医疗保健产品灭菌　生物指示物　第 1 部分：通则	GB 18281.1—2015，IDT
6	ISO 11138－2：2006 Sterilization of Health Care Products—Biological Indicators—Part 2：Biological Indicators for Ethylene Oxide Sterilization Processes 医疗保健产品灭菌　生物指示物　第 2 部分：环氧乙烷灭菌用生物指示物	GB 18281.2—2015，IDT
7	ISO 11138－3：2006 Sterilization of Health Care Products—Biological Indicators—Part 3：Biological Indicators for Moist Heat Sterilization Processes 医疗保健产品灭菌　生物指示物　第 3 部分：湿热灭菌用生物指示物	GB 18281.3—2015，IDT

（续上表）

序号	国际标准编号及名称	转化情况
8	ISO 11138－4：2006 Sterilization of Health Care Products—Biological Indicators—Part 4：Biological Indicators for Dry Heat Sterilization Processes 医疗保健产品灭菌　生物指示物　第4部分：干热灭菌用生物指示物	GB 18281.4—2015，IDT
9	ISO 11138－5：2006 Sterilization of Health Care Products—Biological Indicators—Part 5：Biological Indicators for Low-temperature Steam and Formaldehyde Sterilization Processes 医疗保健产品灭菌　生物指示物　第5部分：低温蒸汽甲醛灭菌用生物指示物	GB 18281.5—2015，IDT
10	ISO 11140－1：2014 Sterilization of Health Care Products—Chemical Indicators—Part 1：General Requirements 医疗保健产品灭菌　化学指示物　第1部分：一般要求	GB 18282.1—2015 （ISO 11140－1：2005，IDT）
11	ISO 11140－3：2007 Sterilization of Health Care Products—Chemical Indicators—Part 3：Class 2 Indicators Systems for Use in the Bowie and Dick-type Steam Penetration Test 医疗保健产品灭菌　化学指示物　第3部分：用于BD类蒸汽渗透测试的二类指示物系统	GB 18282.3—2009，IDT
12	ISO 11140－4：2007 Sterilization of Health Care Products—Chemical Indicators—Part 4：Class 2 Indicators as an Alternative to the Bowie and Dick-type Test for Detection of Steam Penetration 医疗保健产品灭菌　化学指示物　第4部分：用于替代性BD类蒸汽渗透测试的二类指示物	GB 18282.4—2009，IDT
13	ISO 11140－5：2007 Sterilization of Health Care Products—Chemical Indicators—Part 5：Class 2 Indicators for Bowie and Dick-type Air Removal Tests 医疗保健产品灭菌　化学指示物　第5部分：用于BD类空气排除测试的二类指示物	GB 18282.5—2015，IDT
14	ISO 11607－1：2006 Packaging for Terminally Sterilized Medical Devices—Part 1：Requirements for Materials，Sterile Barrier Systems and Packaging Systems 最终灭菌医疗器械包装　第1部分：材料、无菌屏障系统和包装系统的要求	GB/T 19633.1—2015，IDT

（续上表）

序号	国际标准编号及名称	转化情况
15	ISO 11607－2：2006 Packaging for Terminally Sterilized Medical Devices—Part 2：Validation Requirements for Forming，Sealing and Assembly Processes 最终灭菌医疗器械包装　第2部分：成形、密封和装配过程的确认的要求	GB/T 19633.1—2015，IDT
16	ISO 11737－1：2006 Sterilization of Medical Devices—Microbiological Methods—Part 1：Determination of a Population of Microorganisms on Products 医疗器械灭菌　微生物学方法　第1部分：产品上微生物总数的测定	GB/T 19973.1—2015，IDT
17	ISO 11737－2：2009 Sterilization of Medical Devices—Microbiological Methods—Part 2：Tests of Sterility Performed in the Definition，Validation and Maintenance of a Sterilization Process 医疗器械灭菌　微生物学方法　第2部分：灭菌过程定义、确认和维护中的无菌试验	GB/T 19973.2—2005 （idt ISO 11737－2：1998） 新项目 20142157－T－464 于2016年上报
18	ISO 13408－1：2008 Aseptic Processing of Health Care Products—Part 1：General Requirements 医疗保健产品无菌加工　第1部分：通用要求	YY/T 0567.1—2013，IDT
19	ISO 13408－2：2003 Aseptic Processing of Health Care Products—Part 2：Filtration 医疗保健产品无菌加工　第2部分：过滤	YY/T 0567.2—2005，IDT
20	ISO 13408－3：2006 Aseptic Processing of Health Care Products—Part 3：Lyophilization 医疗保健产品无菌加工　第3部分：冻干法	YY/T 0567.3—2011，IDT
21	ISO 13408－4：2005 Aseptic Processing of Health Care Products—Part 4：Clean-in-place Technologies 医疗保健产品无菌加工　第4部分：在线清洁技术	YY/T 0567.4—2011，IDT
22	ISO 13408－5：2006 Aseptic Processing of Health Care Products—Part 5：Sterilization-in-place 医疗保健产品无菌加工　第5部分：在线灭菌	YY/T 0567.5—2011，IDT

（续上表）

序号	国际标准编号及名称	转化情况
23	ISO 13408－6：2005 Aseptic Processing of Health Care Products—Part 6：Isolator Systems 医疗保健产品无菌加工　第6部分：隔离器系统	YY/T 0567.6—2011，IDT
24	ISO 13408－7：2012 Aseptic Processing of Health Care Products—Part 7：Alternative Processes for Medical Devices and Combination Products 医疗保健产品无菌加工　第7部分：医疗器械及其组合型产品的替代加工	YY/T 0567.7—2016，IDT
25	ISO 14160：2011 Sterilization of Single-use Medical Devices Incorporating Materials of Animal Origin—Validation and Routine Control of Sterilization by Liquid Chemical Sterilants 使用液体化学灭菌剂对包括动物源材料在内的一次性使用医疗器具进行灭菌的确认和常规控制	YY 0970—2013 （idt ISO 14160：1998）
26	ISO 14161：2009 Sterilization of Health Care Products—Biological Indicators—Guidance for Selection，Use and Interpretation of Results 医疗保健产品灭菌　生物指示物　选择、使用和结果解释指南	GB/T 19972—2005 （idt ISO 14161：2000） 新项目 20140242－Q－464 于2016年上报
27	ISO 14937：2009 Sterilization of Health Care Products—General Requirements for Characterization of a Sterilizing Agent and the Development，Validation and Routine Control of a Sterilization Process for Medical Devices 医疗保健产品灭菌　对医疗器械灭菌工艺的设计、确认和常规控制的要求	GB/T 19974—2005 （idt ISO 14937：2000） 新项目 20140241－Q－464 于2016年上报
28	ISO 15882：2008 Sterilization of Health Care Products—Chemical Indicators—Guidance for Selection，Use and Interpretation of Results 医疗保健产品灭菌　化学指示物　选择、使用和结果解释指南	GB/T 32310—2015，IDT
29	ISO 15883－1：2006 Washer-disinfectors—Part 1：General Requirements，Terms and Definitions and Tests 清洗消毒器　第1部分：通用要求、术语定义和试验	YY/T 0734.1—2009，NEQ

（续上表）

序号	国际标准编号及名称	转化情况
30	ISO 15883－2：2006 Washer-disinfectors—Part 2：Requirements and Tests for Washer-disinfectors Employing Thermal Disinfection for Surgical Instruments，Anaesthetic Equipment，Bowls，Dishes，Receivers，Utensils，Glassware，etc. 清洗消毒器　第2部分：对外科器械、麻醉器械、碗、碟、容器、器具和玻璃器具等进行热消毒的清洗消毒器的要求和试验	YY/T 0734.2—2009，NEQ
31	ISO 15883－3：2006 Washer-disinfectors—Part 3：Requirements and Tests for Washer-disinfectors Employing Thermal Disinfection for Human Waste Containers 清洗消毒器　第3部分：对人类废物容器进行热消毒的清洗消毒器的要求和试验	YY/T 0734.3—2009，NEQ
32	ISO 15883－4：2008 Washer-disinfectors—Part 4：Requirements and Tests for Washer-disinfectors Employing Chemical Disinfection for Thermolabile Endoscopes 清洗消毒器　第4部分：对畏热内镜采用化学消毒的清洗消毒器的要求和试验	报批 GB/T
33	ISO 15883－6：2012 Washer-disinfectors—Part 6：Requirements and Tests for Washer-disinfectors Employing Thermal Disinfection for Non-invasive，Non-critical Medical Devices and Healthcare Equipment 清洗消毒器　第6部分：对非介入式、非关键医疗器械进行湿热消毒的清洗消毒器的要求和试验	YY/T 0734—2015，NEQ
34	ISO 15883－7：2016 Washer-disinfectors—Part 7：Requirements and Tests for Washer-disinfectors Employing Chemical Disinfection for Non-invasive，Non-critical Thermolabile Medical Devices and Healthcare Equipment 清洗消毒器　第7部分：对非介入式、非关键的畏热医疗器械和医疗设备进行化学消毒的清洗消毒器的要求和试验	转化中
35	ISO 17664：2004 Sterilization of Medical Devices—Information to be Provided by the Manufacturer for the Processing of Resterilizable Medical Devices 医疗器械灭菌　生产商提供可重复灭菌处理的医疗器械信息	YY/T 0802—2010，IDT

（续上表）

序号	国际标准编号及名称	转化情况
36	ISO 17665-1：2006 Sterilization of Health Care Products—Moist Heat—Part 1：Requirements for the Development，Validation and Routine Control of a Sterilization Process for Medical Devices 医疗保健产品灭菌　湿热　第1部分：对医疗器械灭菌过程的开发、确认和常规控制的要求	GB 18278.1—2015，IDT
37	ISO 18362：2016 Manufacture of Cell-based Health Care Products—Control of Microbial Risks During Processing 基于细胞的医疗保健产品生产过程中的微生物风险控制	未转化
38	ISO 18472：2006 Sterilization of Health Care Products—Biological and Chemical Indicators—Test Equipment 医疗保健产品灭菌　生物和化学指示物　试验装置	GB/T 24628—2009，IDT
39	ISO 20857：2010 Sterilization of Health Care Products—Dry Heat—Requirements for the Development，Validation and Routine Control of a Sterilization Process for Medical Devices 医疗保健产品灭菌　干热　医疗器械灭菌过程的设计、确认和常规控制	YY/T 1276：2016，IDT
40	ISO 25424：2009 Sterilization of Medical Devices—Low-temperature Steam and Formaldehyde—Requirements for Development，Validation and Routine Control of a Sterilization Process for Medical Devices 医疗器械灭菌　低温蒸汽甲醛　医疗器械灭菌过程的设计、确认和常规控制	YY/T 1464—2016，IDT

第二章　环氧乙烷灭菌

第一节　GB 18279.1—2015 解读

一、标准概述

气态环氧乙烷灭菌是化学灭菌法的一种，由于其对绝大多数微生物包括细菌芽孢具有强大的杀灭作用，因此在灭菌领域应用极广。环氧乙烷还具有穿透性强、灭菌温度低、对产品损害小等特点，成为一次性使用医疗器械主流灭菌方法之一。

1. 标准的组成部分

《医疗保健产品灭菌　环氧乙烷》标准描述了医疗器械环氧乙烷灭菌过程的要求，由两部分组成：

（1）第 1 部分：医疗器械灭菌过程的开发、确认和常规控制的要求。

（2）第 2 部分：GB 18279.1 应用指南。

2. 标准的更新内容

GB 18279.1—2015 等同采用 ISO 11135：2007 与 GB 18279—2000（idt ISO 11135：1994），主要更新内容包括：

（1）增加了部分术语。

（2）增加了灭菌因子特征、产品定义、过程定义、安装鉴定、运行鉴定、保持灭菌过程有效性等技术内容。

（3）性能鉴定、常规监测和控制等技术要求更为具体和细化。

（4）增加了实施环氧乙烷灭菌过程的指南。

从以上的更新内容变化情况来看，新版与旧版产生了较大的差异。

二、标准主要内容

GB 18279.1—2015 的内容正如其名，规定的是医疗器械环氧乙烷灭菌过程的开发、确认和常规控制的要求，有以下内容：

（1）范围。

（2）规范性引用文件。

（3）术语和定义。

（4）质量管理体系。

（5）灭菌因子特征。

（6）过程和设备特征。

（7）产品定义。

（8）过程定义。

(9) 确认。

(10) 常规监测和控制。

(11) 产品灭菌放行。

(12) 保持灭菌过程有效性。

(一) 质量管理体系要求

设计、开发、生产、安装与服务等质量管理体系的一般要求见 GB/T 19001，医疗器械的要求见 YY/T 0287。质量管理体系标准认为：制造中的有些过程有效性不能完全通过后续的产品检验和测试来验证，灭菌就是这样的特殊过程。

(二) 环氧乙烷灭菌剂

1. 环氧乙烷的定义

环氧乙烷 (Ethene Oxide，EO) 是一种广谱、高效、穿透力强、对消毒物品损害轻微的灭菌剂。

2. 环氧乙烷的作用机制

环氧乙烷杀灭各种微生物的作用机制主要是烷基化作用。它可以与蛋白质上的游离羧基 (—COOH)、氨基 ($—NH_2$)、硫氢基 (—SH) 和羟基 (—OH) 发生烷基作用，使蛋白质失去反应基团，阻碍蛋白质的正常化学反应和新陈代谢，从而导致微生物死亡。其灭菌原理见图 2－1：

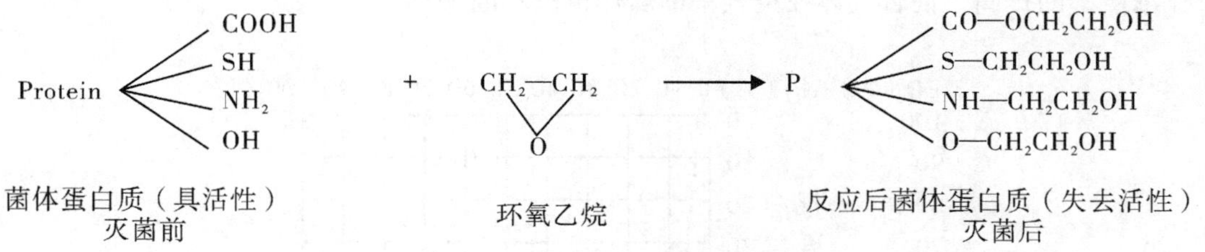

图 2－1 环氧乙烷灭菌原理

3. 环氧乙烷的基本特征

(1) 为易燃、易爆的有毒气体 (常温、常压)。

(2) 与空气形成的爆炸极限为 3%～100%。

(3) 温度过高时环氧乙烷开始聚合，比较难保管。

4. 环氧乙烷的稀释保管剂

为提高环氧乙烷的安全性，通常用二氧化碳或其他惰性气体作为稀释剂保管使用。环氧乙烷气体和二氧化碳气体的化学特性对比见表 2－1。

表 2－1 环氧乙烷气体和二氧化碳气体化学特性对比表

项目	环氧乙烷	二氧化碳
分子式	C_2H_4O	CO_2
分子量	44	44

（续上表）

项目		环氧乙烷	二氧化碳
外观		无色	无色
气味		有特征的乙醚臭	无臭
比重（空气=1　30℃）		1.52	1.52
液体密度（20℃）g/mL		0.871 1	0.771
沸点（℃）		10.73	-56.6
引火点（℃）		-18 以下	
燃烧范围（%）		3～100	
允许浓度（ppm）		1	5 000
蒸汽压 绝对压力（kgf/cm^2）	0℃	0.67	35.5
	10℃	1.01	45.9
	20℃	1.49	58.4
	30℃	2.12	73.4

从图 2-2 的曲线可以看出：环氧乙烷 EO 与二氧化碳 CO_2 混合气体中，随着 CO_2 的百分比浓度不断提高，混合气体在空气中的爆炸范围不断缩小。

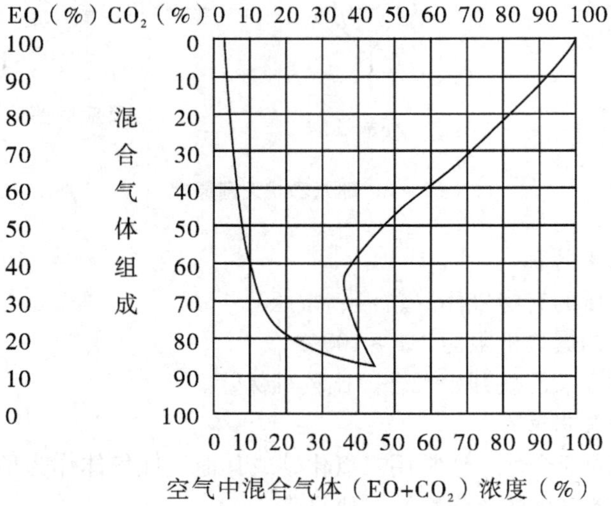

图 2-2　环氧乙烷和二氧化碳混合气体爆炸示意图

5. 影响环氧乙烷灭菌效果的因素

环氧乙烷灭菌法可以说是目前最复杂、最难控制的灭菌方法，其影响因素包括产品包装形式、产品结构、微生物数量种类、真空度、EO 浓度、温度、湿度、时间等。

其中影响灭菌效果最为关键的要素，即关键过程变量是浓度、温度、湿度和时间。灭菌效果以灭菌后产品中微生物的存活概率来评价。

(1)浓度。

影响环氧乙烷灭菌效果的重要因素之一是环氧乙烷的浓度，可通过提高浓度的方法来增强环氧乙烷的灭菌效果。通常的灭菌操作中以450～800mg/L的浓度使用较多。从图2-3中可看出在一定浓度范围内，温度、湿度等其他条件相同时，浓度越高，杀灭一定数量的微生物所需的时间越短，杀灭效果越好。

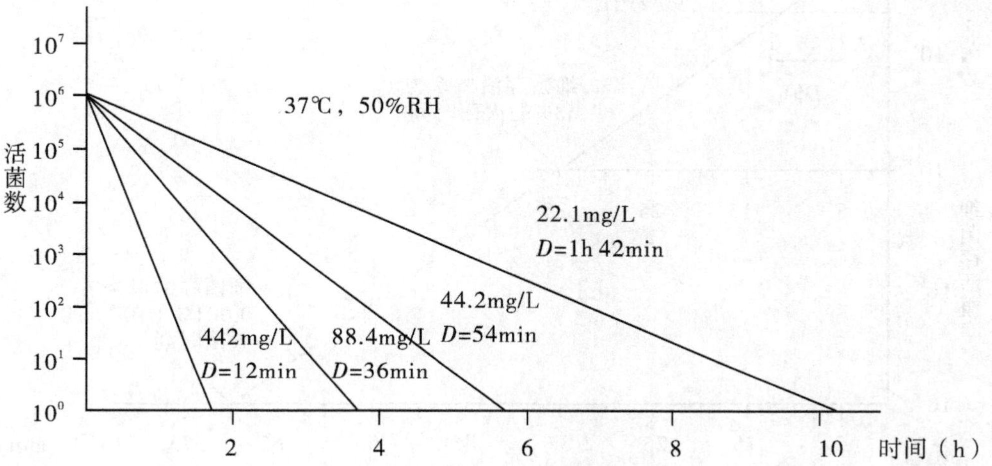

图2-3 环氧乙烷气体浓度对杀灭效果的影响

(2)温度。

温度对环氧乙烷的灭菌效果有显著的影响，这是因为温度可加快化学反应速度，提高环氧乙烷的浸透效果。温度对灭菌效果的影响见图2-4。

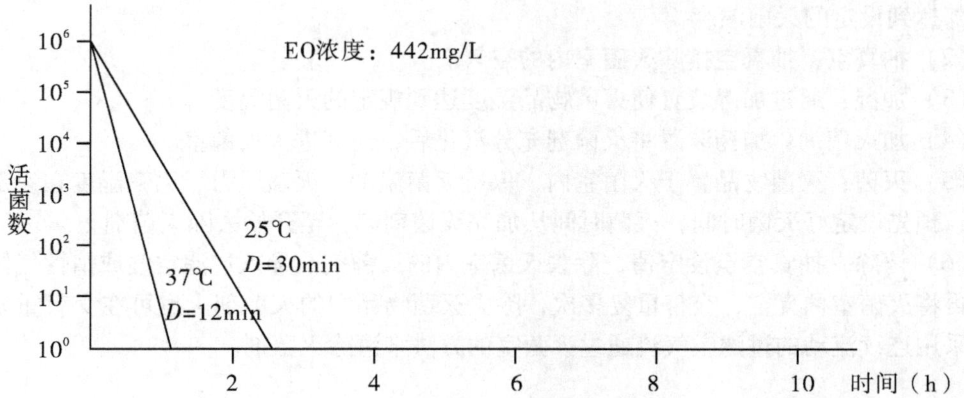

图2-4 相同条件下D值随温度的变化图

(3)湿度。

湿度对环氧乙烷灭菌效果的影响并不明确。但有一点可以确定，当相对湿度低于30%

RH时，明显影响环氧乙烷的灭菌效果，微生物比较难杀灭。

（4）时间。

同样条件下，灭菌时间越长，产品中微生物存活的概率越小，灭菌效果就越好。时间对灭菌效果的影响见图2－5。

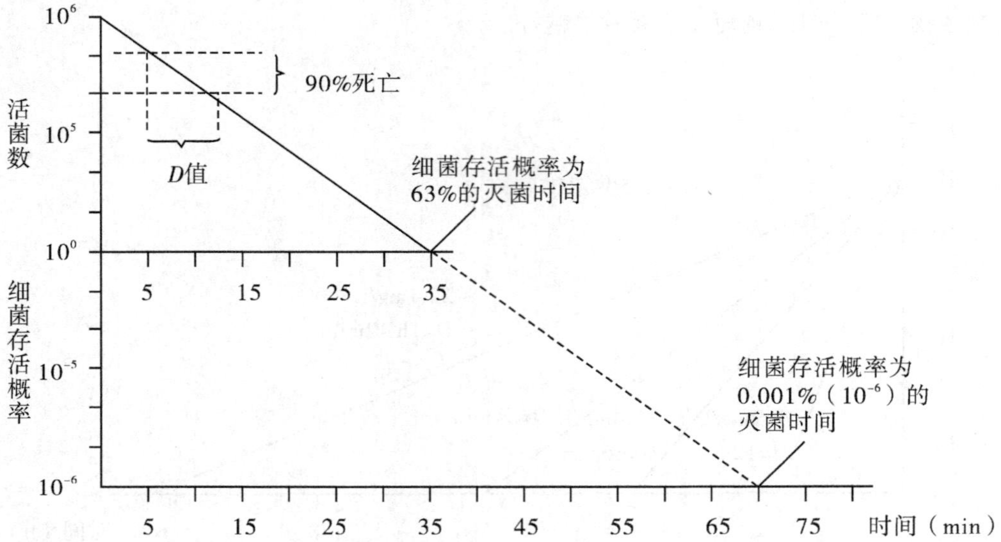

图2－5　枯草芽孢杆菌存活概率与灭菌时间的关系

（三）环氧乙烷灭菌器的特征

环氧乙烷灭菌器由加热系统、真空系统、加药系统、加湿系统、控制系统、监控记录系统六大系统组成，其灭菌周期包括以下几个方面：

（1）预热：灭菌物品若未经预处理，需放入灭菌室内一起预热，预热时间应能保证物品内部达到设定的灭菌温度。

（2）抽真空：抽真空排除灭菌室内的空气。

（3）加湿：通过加湿装置使灭菌物品湿度达到规定的灭菌湿度。

（4）加灭菌剂：加药装置将灭菌剂充分汽化后，使其进入灭菌室。

（5）灭菌：灭菌物品置于灭菌室内，保持灭菌温度、灭菌压力、灭菌湿度在设定的范围内，预先设定好灭菌时间，灭菌时间从加完灭菌剂起，至开始去除灭菌剂止。

（6）清除：抽真空至设定值，除去灭菌室内的灭菌剂。导入过滤空气或惰性气体至常压，再将灭菌室抽真空，交替重复多次，除去灭菌物品中的灭菌剂。也可在交替重复几次后，采用连续流动的过滤空气流通过灭菌室的方法来清除灭菌剂。

典型的灭菌周期如图 2－6 所示。

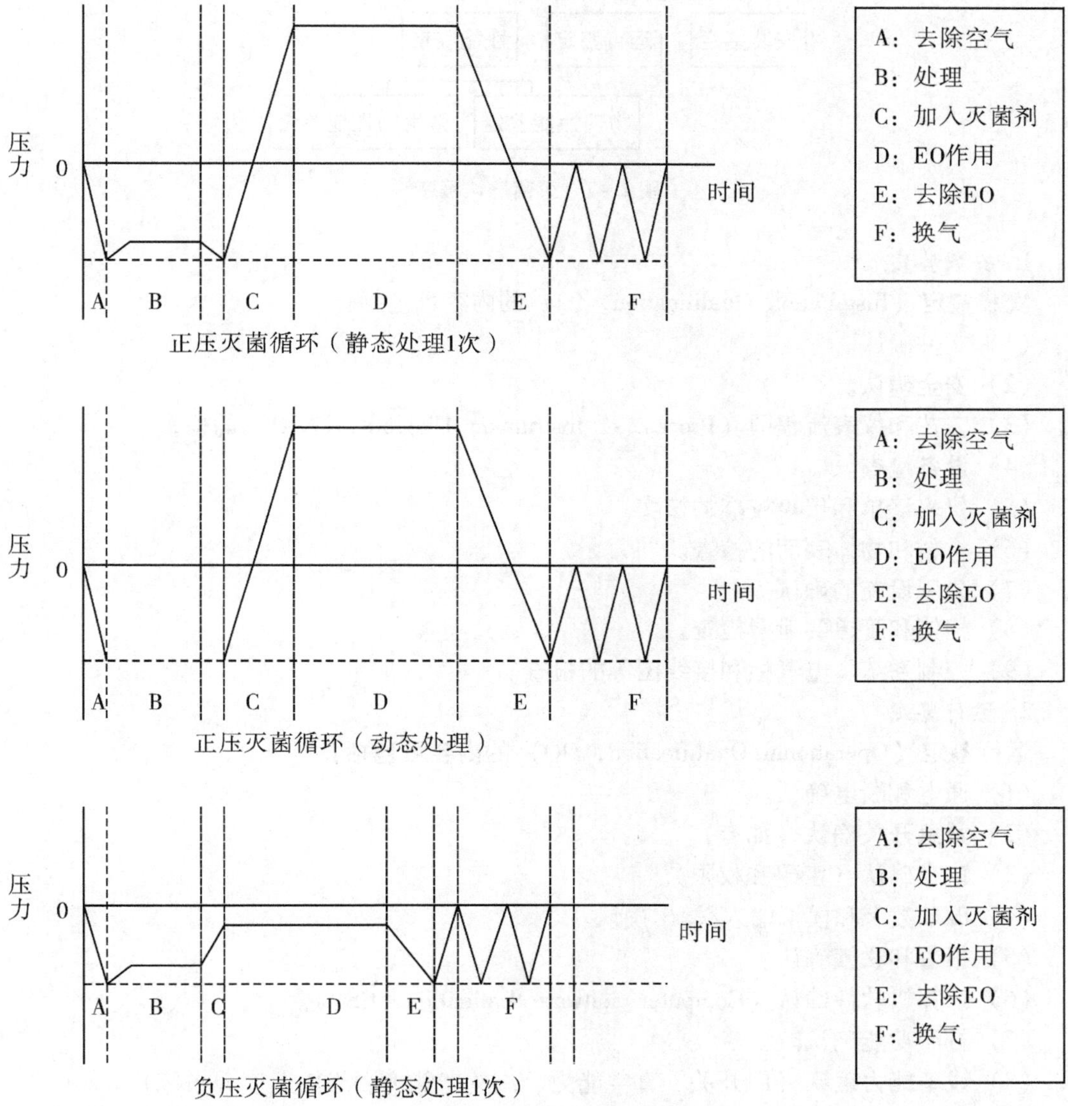

图 2－6 典型灭菌周期

（四）灭菌确认

灭菌确认是指为确定某一过程可持续生产出符合预定规格产品所需结果的获取、记录和解释的文件化程序，灭菌确认包括安装鉴定、运行鉴定、性能鉴定三方面，性能鉴定（Performance Qualification，PQ）包括物理性能鉴定（Physical Performance Qualification，PPQ）和微生物性能鉴定（Microbial Performance Qualification，MPQ）两个部分，见图 2－7。

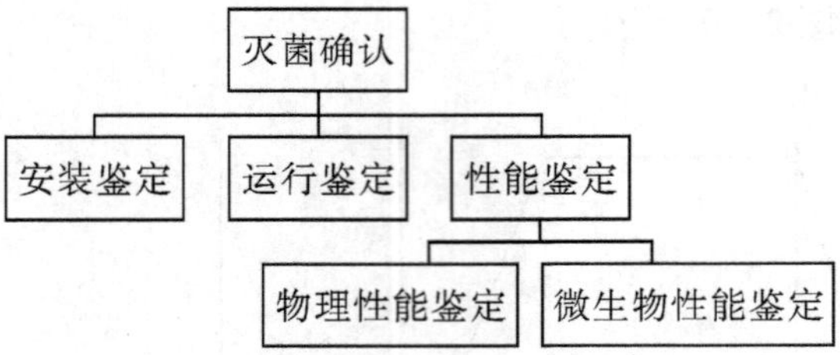

图 2-7　灭菌确认程序

1. 安装鉴定

安装鉴定（Installation Qualification，IQ）的内容可包括：

（1）文件确认。

（2）安全确认。

（3）工艺和仪表流程图（Process & Instrument Diagram，P&ID）的检查。

（4）设备检查。

（5）仪表清单和仪表校准的核实。

（6）材料和物体表面的检查。

（7）公用设施的确认。

（8）柜体和管道的泄漏检查。

（9）控制系统、电气柜和接线图等的检查。

2. 运行鉴定

运行鉴定（Operational Qualification，OQ）的内容可包括：

（1）通电和断电确认。

（2）紧急开关确认（如有）。

（3）口令确认（密码和权限）。

（4）PLC 数字和模拟输入/输出确认。

（5）报警和联锁确认。

（6）计算机软件确认（Computer Software Validation，CSV）。

（7）打印功能确认。

（8）设备能力确认（门开关、真空能力、汽化器能力、柜内温度分布等）。

3. 确认前准备

（1）产品族：通常将结构相似，可以设置在同一灭菌参数下灭菌的产品组合在一起成为产品族。一般不将灭菌时间过长或过短的产品放在同一个产品族内，但内容相同，只是直接包装（小包装或单包装）式样不同的产品，可放在同一个产品族进行灭菌。

（2）过程挑战装置的选择。过程挑战装置（Process Challenge Device，PCD），指对灭菌工艺形成确定的抗力，用于评估过程性能的装置。主要是对于内部过程挑战装置（IPCD）的选择，即从产品族中选择相对最难灭菌的产品。IPCD 的选择和使用是决定灭菌确认成败的先决因素，可使用结构分析法，或者是采用一个弱化的灭菌条件，通过产品内生物指示物（Biological Indicators，BI）的芽孢存活数量来确认。

（3）灭菌产品的装载模式：需要考虑产品装载的稳定性、大包装箱间的空隙、托板（推车）的有效利用面积、装载的体积等多个因素。产品族中的每个产品均需制定产品装载模式，日常灭菌严格按此模式操作。

根据产品族的产品灭菌装载模式，确定模拟产品的装载模式（产品密度、产品装载体积、大包装箱间的空隙等）。模拟产品装载模式应能被证实比产品族中的产品装载更不利于灭菌，或至少要相当于实际产品族的产品装载模式。

（4）产品的最大耐受温度：产品族中最不耐受温度的产品所对应的最高温度应高于灭菌确认时的最高温度，包括包装的耐受温度。

（5）产品的最大耐受压力：产品族中最不耐受压力的产品所对应的压力范围应大于灭菌确认时的压力范围，包括包装的耐受压力。

（6）产品的最大耐受湿度：产品族中最不耐受湿度的产品所对应的最高湿度应高于灭菌确认时的最高湿度，包括包装的耐受湿度。

4. 预处理确认

预处理产品装载最好和灭菌装载一致，确认预处理的时间，以及结束后的产品内温度、湿度分布。通常温差在5℃之内，湿度在15%之内比较合理。

温度传感器和湿度传感器合理布置在装载中，较长时间运行后，通过分析传感器的温度和湿度数据，确定合理的预处理时间。应特别注意：不同季节的产品温度有所不同，对预处理前的产品温度的规定很关键，如预先进行适当的冷处理，或由洁净车间直接进入预处理室。

5. 过程定义

（1）灭菌周期内真空度要求：根据产品包装耐受压力的情况决定灭菌用气体种类。在条件允许的情况下，真空深度更大，会更安全，效果也会更好，但要结合真空泵本身的能力、灭菌柜体的强度以及单包装的产品对真空深度的耐受能力来综合设定真空深度。

（2）灭菌周期中的温度：参考产品的耐受温度、灭菌器的能力，选定一个上限温度。物理性能鉴定（PPQ）时温度可以为上限温度，微生物性能鉴定（MPQ）时灭菌柜内温度应低于上限温度，日常灭菌时灭菌室温度则在两者之间。例如，上限灭菌室温度为60℃，PPQ灭菌室温度为60℃，MPQ灭菌室温度为54℃，日常灭菌时灭菌室的温度设置为57℃（公差±3℃）。如此选择温度，能实现一个比较大的温度公差范围，有利于日常灭菌的参数管理。

（3）处理：在灭菌周期内确定了灭菌室内温度（MPQ的温度）后，则可以确定处理时间，方式与预处理相同，主要测定产品内部的温度和湿度分布，处理结束后温差在10℃之内。另外，为保证足够的湿度，通常在处理过程中加入适当的蒸汽，调节产品的湿度，更有利于灭菌。常见的方式为静态加蒸汽的方式：蒸汽一次性注入。

（4）灭菌周期中EO浓度的要求：通常灭菌EO浓度为450～800mg/L，考虑到成本，采用550mg/L为日常灭菌的EO浓度比较适宜。浓度精确控制的实现有重量法和压力计算法两种，重量法是粗略计算灭菌室内浓度，不能修正灭菌室的真实体积，以及部分吸附等问题；压力计算法基本与真实浓度一致。通过KP/RT可以有效实现浓度的控制。

6. 物理性能鉴定（PPQ）

物理性能鉴定是性能鉴定中的一个重要环节，内容包括：

（1）目的：通过建立一套合适的灭菌参数来保证产品的性能。

（2）方法：全周期法。

（3）确认项目：灭菌参数确认（包括半周期的参数）。

（4）实施步骤：替代品的准备、用于确认的仪器仪表的校准、温度和湿度传感器在替代品中的设置。

（5）实施全周期：温度、湿度、浓度、时间上限3次。

（6）数据处理、分析。

（7）温度探头放置个数。

在预处理、处理/灭菌过程中，需根据安装鉴定（IQ）、运行鉴定（OQ）或性能鉴定（PQ）三种不同的确认内容来设置温度探头的个数。基本要求是每立方米产品体积必须使用一个温度探头，且至少需要使用3个探头。例如，可用柜室容积为2m^3：2/2.5＝0.8，所用探头数量最少为3个（最少探头数量）。可用柜室容积为9m^3：9/2.5＝3.6，所用探头数量最少为4个。可用柜室容积为70m^3：70/2.5＝28，所用探头数量最少为28个。温度探头放置个数见表2－2。

表2－2　温度探头放置个数

容积（m^3）	IQ/OQ所需数量（可用柜室/房间容积）			PQ所需数量（产品装载体积）		
	预处理	处理/灭菌	通风	预处理	处理/灭菌	通风
1	3	3	3	3		
10	4	10	4	10		
15	6	15	6	15		
20	8	20	8	20		
25	10	25	10	25		
30	12	30	12	30		
35	14	35	14	35		
40	16	40	16	40		
50	20	50	20	50		
100	40	100	40	100		

（8）湿度探头放置个数。

推荐每2.5m^3使用1个湿度探头，以确定产品的湿度分布图，发现潜在的湿度水平变化。因此，监视应当在托盘中央、边缘和表面进行。最少探头数量为2个。例如，可用柜室容积为6m^3：6/2.5＝2.4，所用探头数量最少为3个。可用柜室容积为60m^3：60/2.5＝24，所用探头数量最少为24个。湿度探头放置个数见表2－3。

表2－3 湿度探头放置个数

容积（m^3）	IQ/OQ 所需数量（可用柜室/房间容积）			PQ 所需数量（产品装载体积）		
	预处理	处理/灭菌	通风	预处理	处理/灭菌	通风
1	2		N/A	2		N/A
10	4			4		
15	6			6		
20	8			8		
25	10			10		
30	12			12		
35	14			14		
40	16			16		
50	20			20		
100	40			40		

7. 微生物性能鉴定（MPQ）

微生物性能鉴定是性能鉴定中的另一个重要环节，内容包括：

（1）目的：根据灭菌处理后生物指示物无菌试验结果评价设定的灭菌时间（气体暴露时间）。

（2）方法：半周期法（最常用的方法，操作最简便）。

（3）实施步骤：

①替代品的准备。

②确认用仪器仪表的校准。

③过程挑战装置（PCD）的准备。

④过程挑战装置、温度湿度传感器在替代品中的放置。

（4）半周期运行：温度、湿度、浓度、时间（整周期一半）下限3次。

（5）生物指示物（BI）和过程挑战装置（PCD）放置个数：放置个数根据产品装载体积、微生物性能鉴定和常规控制三个方面计算，详细情况见表2－4。

表2－4 BI和PCD放置个数

产品装载体积（m^3）	微生物性能鉴定	常规控制（若采用）
1	5	3
10	30	15
15	35	18
20	40	20

（续上表）

产品装载体积（m^3）	微生物性能鉴定	常规控制（若采用）
25	45	23
30	50	25
35	55	28
40	60	30
50	70	35
100	120	60

对于微生物性能鉴定，除表2-4给出的体积外，可按以下规则插值：

$10m^3$以下，BI数量为3个/m^3，最少为5个。

$10m^3$至$100m^3$，在以上基础上，每增加$1m^3$增加1个BI。

对于常规控制，BI数量为微生物性能鉴定时的一半。

8. 产品适合性确认

日常灭菌后，不但要保证产品的无菌保障水平，而且要保证产品的性能不受影响，或影响仍能被接受。

方法：物理性能鉴定的同时，在热点放置样品，结束后进行产品性能测试，并进行残留EO的检测。另外，应评估包装的适合性。如需要，还应考虑产品的生物学评价。

特别注意日常因存在灭菌失败的可能性，确认时应进行产品连续两次灭菌适合性的评价。用上限条件2次，或日常灭菌3次的方式进行，项目与一次灭菌相同。

第二节　YY/T 1302.2—2015解读

一、标准概述

本标准的第一部分对灭菌工艺中的物理参数有详细的论述，环氧乙烷浓度和相对湿度可根据本标准第一部分的规定进行计算，也可直接进行测定。建议对排气率和进气率进行明确规定并作为灭菌柜的最终工艺参数写入说明书。在实际操作中，由于去除灭菌剂之前，产品和包装所处环境的温度、湿度和灭菌剂剂量均在不断上升，所以排气阶段与去除灭菌剂阶段的排气强度和速率可能不同。

二、标准主要内容

（一）过程定义

过程规定的目的是对具体产品PQ中的灭菌过程进行具体规范，用于明确要求达到无菌保证水平（SAL）所需的系列控制研究，此类研究不得影响产品功能、产品安全性或包装完整性，可在小型开发柜或大型生产柜进行。若仅有大型柜作为研究设备，而且零气体驻留时间也不提高存活率，必要时应考虑不同的循环参数，并使用代表常规生产中使用的最终产品。

开发有效的环氧乙烷灭菌循环途径包括生物指示物/生物负载法和过度杀灭法。使用生物指示物/生物负载法确定灭菌过程致死性的方法主要包括直接计数法、灭活曲线法和部分阴性法；过度杀灭法包括半循环法（又称“半周期法”）和循环计算法（又称“周期计算法”），也可以使用绝对生物负载法。在循环开发中，过程挑战装置可以被用于过度杀灭法和生物指示物/生物负载法。

应当注意的是，GB 18279. 1—2015 的 3. 12 规定了暴露时间，但是杀菌不只是发生在暴露时间，也可发生在杀菌剂注入期间、使用氮气时的覆盖注射时间以及去除杀菌剂的时间。在优化特定循环时，应参考上述作用判定准确的孢子对数下降值（SLR）、*D* 值（杀死 90% 微生物所需的时间）和无菌保证水平（SAL）。灭菌过程中的通风阶段（如果有）的致死率也应作考虑。

1. 过程建立的抽样方法

应确定研究方法和样本的放置位置。若最小的变量对被分析的数据影响重大，则应把所有的灭菌物品放置在灭菌柜内温度最低、最难灭菌的特定位置。若该研究是作为对灭菌柜的原始微生物性能进行确认的一部分，则应在整个柜体内放置样本，或进行特定种类微生物的灭菌性能确认研究。

2. 微生物性能确认的方法

（1）生物指示物/生物负载法。

生物指示物/生物负载法两者结合使用，通过生物指示物数量反映产品生物负载数量，如果定期对产品的生物负载进行测试且负载量较低，可在循环暴露中使用生物指示物/生物负载法。

标准中的表 2 是不同生物负载数量、生物指示物数量以及所要求的无菌保证水平的不同组合的举例。生物指示物的位置应该是产品最难确定灭菌生物指示物的位置，如不能放置生物指示物，则使用已知数量活芽孢悬液给产品染菌。

①直接计数法或灭活曲线法。

这两种方法把过程挑战装置暴露在分等级的环氧乙烷暴露时间下，然后把生物指示物从过程挑战装置上取出，计算每一生物指示物上存活微生物的数量。该方法可参见 GB 18279. 1—2015 的附录 A，微生物的存活数量可用于建立灭活曲线。

②部分阴性法。

部分阴性法需要运行部分但并非全部生物指示物杀灭的灭菌循环，*D* 值的计算方法包括 HSK（Holcomb-Spearman-Karber）法、有限的 HSK 和 SMC 法。这三种计算方法都通过一个指定的灭菌过程提供了评估 *D* 值的方法，这个 *D* 值可用于建立常规灭菌的气体暴露时间，可用两种区域无菌试验结果对 *D* 值进行计算。应参考 GB 18279. 1—2015 的附录 C 和附录 D，或 GB/T 18279. 2—2015 的附录 A 用于评估 *D* 值。

（2）过度杀灭法。

①半周期法。

在除时间外所有灭菌参数不变的情况下，确定无存活微生物的 EO 最短作用时间，此时间的 2 倍作为实际灭菌作用时间。该方法是以初始灭菌工艺的作用时间作为初始作用时间，以生物指示物的杀灭效果作为判定标准，每次试验将灭菌作用时间减半，直至找出 EO 最短作用时间。该过程的主要步骤包括：

a. 准备测试样品。

b. 建立灭菌相关参数。

c. 确定半周期。

d. 重复两次确定半周期的再现性。

e. 建立全周期灭菌参数（规定的作用时间至少为最短灭菌时间的 2 倍）。

f. 进行一次短周期，证明存活菌可以用规定的复苏条件进行复苏，培养时间应考虑 EO 灭菌后芽孢的延迟生长，需要形成文件。

②周期计算法。

使生物指示物实现对数下降值不小于 12 的常规过程参数，可用 GB 18279.1—2015 附录 A3 中的方法获得。在研究过程中应考虑如下问题：

a. 在试验周期中，实际温度、湿度和平均环氧乙烷气体浓度应等于或低于推荐值下限，以确保可得到目标致死率的最低参数。

b. 可考虑增加暴露时间以弥补灭菌剂进入和除去的时间，例如，把使用 1.5 倍的灭菌剂进入和除去的时间作为等同的推测的暴露时间。

c. 若使用氮气，则其注气时间应包含在内。

d. 若使用计数法，周期之一应当保留少于 1×10^{1} 负载，以此确保没有杀菌剂残留。

e. 对数下降值的线性应满足统计学要求。

f. 应确认计算得出生物指示物对数下降值为 12 的暴露时间的准确性，以保证其在实际生产柜内可重现，从而在对实际生产装载进行灭菌循环时生物指示物对数下降值为 9 的暴露时间可保证达到无菌。

（3）绝对生物负载法。

因为相应工作量过大，因此环氧乙烷灭菌时不常使用绝对生物负载法，但是下述情况出现时，应使用绝对生物负载法：

①与过程挑战装置相比，自然产品本身的生物负载情况导致了较高的环氧乙烷抗力水平时（原因包括生物负载数量高、产品固有环氧乙烷抗力高、产品上微生物所在的位置原因或综合因素），应使用该法。

②与过程挑战装置相比，自然产品本身的生物负载情况导致了较低的环氧乙烷抗力水平（生物负载量低且数量相对恒定），且确认过的循环为最优时，应使用该法。

要求定期（推荐每季度一次）按照被验证的生物负载采用重复测定法和部分暴露循环法进行性能确认，以验证灭菌过程的持续有效性。选择的循环标准包括减少到小于 10^{-1} 的挑战，以及基于产品无菌保证水平而规定的额外安全因素。

针对参数的放行，不推荐使用绝对生物负载法。

在使用绝对生物负载法时，也可使用产品样本所含有的自然生物负载作为生物指示物。在该方法中应注意：

a. 样品生物负载必须由该产品批次中提取的代表样本进行测定。

b. 测定用样本必须从常规生产批次里提取，应具有代表性。

c. 当计算产品循环暴露时间时，必须考虑灭菌剂充气和排气期间发生的致死率。

d. 温度、湿度和气体浓度的试验循环参数应等于或低于推荐的产品循环最小参数值。

e. 微生物增殖可导致环氧乙烷抗力的下降，这会导致该试验品的无菌保证水平低于其在自然状态下的无菌保证水平。

（二）微生物挑战装置（PCD）

1. 过程挑战装置的类型

（1）内部过程挑战装置（IPCD）。

通常情况下，内部过程挑战装置是由制造商选择的医疗产品或器械，用于代表一类产品。一般通过对产品设计和材料组成情况进行分析，来确定较难灭菌的产品种类。应把生物指示物放在产品的最难灭菌处，注意在灭菌过程中不要堵塞通路或影响产品设计。在对过程挑战装置进行开发期间，可在产品的不同位置放置生物指示物或接种试验微生物，以此确保当包装产品用于代表一类产品时，所得试验数据可用于选择位置。

（2）外部过程挑战装置（EPCD）。

外部过程挑战装置是把过程挑战装置放置在装载产品外部。外部过程挑战装置经常被用于常规灭菌过程中，因其在灭菌结束后易于取出。应了解外部过程挑战装置、灭菌产品生物负载和内部过程挑战装置三者抗力的区别。GB 18279.1—2015 规定：外部过程挑战装置仍然应代表装载内最难灭菌的产品。

应对外部过程挑战装置与接种产品样本进行定期审核，以确认被灭菌产品未发生变化，且外部过程挑战装置可代表装载内最难灭菌的产品。

2. PCD 的恰当性

（1）选择了过程挑战装置后，应通过部分循环研究的方式进行验证。通过验证确认过程挑战装置的抗力大于自然产品的最大生物负载。具体方法详见 GB 18279.1 和 GB/T 18279.2。

（2）若研究证明过程挑战装置的生物负载抗力小于自然产品的最大生物负载抗力时，可采取下列措施：

a. 开发一个等于或大于产品生物负载抗力的新过程挑战装置。

b. 在灭菌前，可对产品进行预处理，以减少生物负载。

c. 通过改变所用的原材料或生产工艺、改善生产环境或修改产品的设计等，使产品和过程二者都可被用于判定如何降低生物负载数或抗力。

d. 可使用绝对生物负载法进行确认。

（3）若外部过程挑战装置和内部过程挑战装置相比，前者具有较高的抗力，则不必要在半循环研究时证实外部过程挑战装置的整体杀灭情况。当研究表明内部过程挑战装置放置在最难灭菌的点，且未发现生物指示物生长时，此法特别有效。若在确认过程期间，要求更具抗力的外部过程挑战装置达到整体杀灭效果，则循环暴露时间参数可对灭菌效果提供高标准的安全保障。

3. PCD 举例

（1）IPCD。

a. 放置于注射器塞子的橡皮环、表面、垫圈或肋材之间的培养载体。

b. 放置于导管腔中间位置的微生物挑战装置，应使用黏合剂或接头对产品进行完整的再连接。

c. 放置于三通阀接触面的微生物挑战装置。

d. 天然的高生物负载材料，例如：未漂白的棉纤维。

（2）EPCD。

包括但不限于以下内容：

a. 放置于产品包装或等同物内的生物负载，例如：在淡黄褐色文件夹里放置塑料袋。

b. 可在指定时间内混入厚塑料袋里的生物负载。

c. 放置于注射器不同部位的生物负载，例如：在塞子上的垫圈和橡皮环。

d. 接种生物载体培养物的密封塑料导管（有或无附加包装）。

（3）产品族的 PCD。

若有需要，可把一个过程挑战装置设计成代表整个产品类群或其中的部分种类。以下内容是此运用的过程挑战装置的例子：

a. 在包括不同大小的注射器的某种产品里，若已判定该注射器产品最难进行挑战试验，则该产品可被选为过程挑战装置。

b. 在包含不同管体长度的产品族里，带最长管体的导管可以被选为过程挑战装置。

c. 当加工成套用具时，应选择最难进行灭菌的组件或产品。例如：吸引导管包内装有导管、网垫、酒精棉球和橡胶手套，则应选择手套的手指部位或导管作为挑战装置接种培养物。

（三）*D* 值的计算方法和意义

对于环氧乙烷灭菌，*D* 值是指在给定条件下灭活 90% 微生物所需要的时间。*D* 值在环氧乙烷灭菌中是重要的指标，*D* 值越大，说明 PCD 抗性越强。在预算灭菌时间时，*D* 值体现了生物负载下降一个对数值所需的灭菌时间。*D* 值的具体计算方法参见 GB 18279 等相关标准。

（四）EO 产品族和处理组

EO 产品族是指在灭菌确认时相似或相同的一系列产品的集合，主要包括建立一个产品族应考虑的因素：产品的设计和预期用途，生产环境和方式，原材料的构成，包装材料的种类和模式、密度、尺寸、表面积以及生物负载等。

可以使用同一个 EO 灭菌过程处理的几个产品族可归入同一个产品类群（又称处理组），此类产品可以来自不同的产品族，也可以用同种 PCD 进行微生物挑战试验。在实际应用中，这种做法可以减少验证时间并大大降低成本。在验证工作中使用 EO 产品族和处理组时，都应遵循如下原则：

（1）应当先将待验证产品分成不同 EO 产品族，分别确定各个产品族的 PCD，比较其抗性大小。

（2）在每一个EO产品族或处理组内，应选取一个具有代表性的产品或一个抗性最强的PCD作为主PCD，并将其应用于整个产品族或处理组的灭菌确认。

（3）在此后的确认工作中，可以使用该PCD进行整个类群的灭菌确认，该类群包含的全部产品均可以用该灭菌方式进行灭菌。

如果有新产品要加入一个已存在的EO产品族或处理组，应有专人进行技术审核，对比新产品和已经确认的产品之间的差异，如果二者相似或差异不大，对灭菌过程没有影响，则可以豁免进一步的确认，审核结果应形成文件。

（五）灭菌确认

灭菌确认包括安装鉴定IQ、运行鉴定OQ和性能鉴定PQ，PQ包含物理性能鉴定PPQ和微生物性能鉴定MPQ。

（1）需要确定的事项。

应进行三次连续而成功的确认循环操作，从而证实该循环的可再现性。在进行验证之前，应当根据标准要求选择确认循环，并由具备环氧乙烷灭菌知识的专家或个人使用授信资料和专业判断，评估确认研究期间的过程挑战装置、测试样本和传感器的放置方法。应根据IQ和OQ资料来决定温度、湿度传感器的放置位置，以保证验证包括最低和最高的温度设置。

当产品灭菌和生产不在同一场所时，应制订确认方案，要综合考虑生产到灭菌的时间范围、温度、湿度、保存地点和其他可能影响灭菌工艺的因素。应当有一个程序可以确保当灭菌循环完成时，过程挑战装置在装载里存留的时间不比推荐的最短时间更长（该最短时间与工人防护要求相一致）。在灭菌后（推荐48小时内），应通过预先建立的程序尽快把样本转移到实验室。

用于微生物性能鉴定的灭菌装载，应可以作为灭菌目标产品的代表。该装载可以是实际的产品，也可以是填充物或模拟的产品，或者有文件可以体现其恰当性。必须确保模拟产品的配置和密度足以代表正式的灭菌产品，或比正式的灭菌产品更具有挑战性。实际使用中包括全装载、部分装载和混合装载。

（2）放行。

传统放行要求产品的相应灭菌参数、管理用BI无菌以及EO残留等一系列试验合格。若只是少量生产或新产品开发，生产出的产品足够完成一次灭菌装载，可小批量放行。

（六）保持工艺的有效性

1. 失效调查

若因为生物原因失效，导致确认研究不能满足预先建立的要求，则应对该失效原因进行调查，并以文件形式进行记录。该调查应着重关注故障循环和之前成功进行的循环之间存在的潜在差异（变更）。一些需考虑的问题包括但不限于以下几方面：灭菌工艺或设备工艺差异、设备差异、设施差异、产品设计或材料差异、产品生物负载差异、微生物试验是否符合要求、生物指示物是否合格等。

2. 再确认

可以由灭菌专家定期对所有适用的工艺文件进行评审，以确认没有任何会影响工艺的改变发生。用于再确认的专业判断应该包括但不限于对以下内容的验证：

（1）产品设计、生产和包装材料、过程挑战装置、供应商、生产区域、工厂或生产工艺均不会影响产品的灭菌效果。

（2）产品生物负载没有显著的增加，也没有出现显著的性能改变。生物负载的显著增加或性能的改变，会导致无菌保证水平的失效。

（3）热分布和灭菌柜运行研究证实了全年没有任何变更。

（4）温度概览图和再循环检查可以表明预处理柜、房间或通风区域与前一年相比没有变化。

（5）自上次确认以来所有的灭菌工艺历史记录，可以证明该套工艺是具有可重复性的。

（6）变更控制和预防性维护计划显示，没有对灭菌设备进行过可能会对工艺产生影响的任何改动或变更。

（7）未对灭菌工艺做任何可能会影响产品灭菌效果的变更。

（8）生物环境监控显示微生物菌群类型或数量未发生重大变化。

（9）校准计划正有效运行。

推荐最少每两年进行一次再确认研究，以确保文件的评审工作可以全面覆盖整个灭菌工艺的关键环节。此评审也应证实产品生物负载的抗力未增加到会使过程挑战装置的使用变为无效，或损坏工艺所声称的 SAL 无菌保证的水平。在开发用灭菌柜进行的部分循环也可用于支持再确认计划。对于参数放行的循环和需要重新确认的产品，必须每年进行再确认。

（七）确认报告的内容

确认报告的内容应包含但不限于以下方面：

（1）灭菌产品的详细说明：包装、灭菌器内被灭菌物品的放置形式。

（2）灭菌器技术规格。

（3）试运行数据。

（4）物理性能鉴定和生物学性能鉴定的全部记录。

（5）进行性能鉴定时所有仪表、记录仪等经过校准的证明。

（6）复审和重新确认的规定。

（7）确认方案。

（8）所用程序的文件资料。

（9）所有人员的培训手册与记录。

（10）文件化操作规程，包括过程控制范围。

（11）维护与校准程序。

第三章　辐射灭菌

第一节　辐射灭菌标准

一、标准概述

适用于医疗保健产品电离辐射灭菌过程控制的国家标准 GB 18280—2015 是由全国消毒技术与设备标准化委员会组织等同采用国际标准 ISO 11137：2006 转化而来，包括三个部分，分别是《医疗保健产品灭菌　辐射　第1部分：医疗器械灭菌过程的开发、确认和常规控制的要求》（GB 18280.1—2015）、《医疗保健产品灭菌　辐射　第2部分：建立灭菌剂量》（GB 18280.2—2015）和《医疗保健产品灭菌　辐射　第3部分：剂量测量指南》（GB/T 18280.3—2015），于2015年12月31日发布，替代《医疗保健产品灭菌　确认和常规控制要求　辐射灭菌》（GB 18280—2000）。

电离辐射灭菌标准规定了灭菌过程的确认和常规控制的要求。当医疗器械以无菌的形式提供时，在其灭菌前应通过有效的过程控制将各种非预期的微生物污染降至最低，因此医疗器械的设计与开发、生产、安装与服务等质量管理体系的要求需要参照 GB/T 19001 和 YY/T 0287 的标准执行，应在满足质量管理体系要求的制造条件下制造医疗器械产品。

电离辐射灭菌标准规定了医疗器械采用电离辐射灭菌程序的相关要求，满足了这些要求，就能提供合适的微生物杀菌活动的医疗器械的辐射灭菌过程，建立灭菌效果和辐照剂量之间的关系，能确保杀菌活动是可靠的和可重复的，灭菌的结果也是可以预测的。

采用医疗器械灭菌的物理因子对纯种培养微生物灭活的动力学一般能用残存微生物数量与灭菌程度的指数级关系进行很好的描述，这就意味着无论灭菌程度如何，必然存在着微生物存活的概率。对于辐射灭菌处理方法，残存微生物的存活概率取决于微生物的数量、抗力及处理过程中微生物存在的环境。因此，不存在绝对意义上的无菌，经过灭菌加工的批量产品的无菌被定义为在医疗器械中存在活微生物的概率。微生物的存活概率用无菌保证水平（SAL）表示，“SAL”使用了量值表示，通常是 10^{-6}或 10^{-3}，10^{-6}比 10^{-3}具有更高的无菌保证水平。

电离辐射灭菌标准不要求在辐射灭菌的确认和监测中使用生物指示剂，也不要求使用药典中的无菌检测来放行产品。在辐射灭菌确认的过程中，建立了无菌保证水平（SAL）与灭菌剂量之间的参数关系，而且无菌检测无法充分有效地验证灭菌有效性，即是否达到规定的无菌保证水平（SAL），因此电离辐射灭菌使用参数放行。

实施适当的灭菌确认、精确地控制灭菌过程，不是产品无菌及符合预定用途的唯一可靠保证，确保产品无菌及符合预定用途需要辐照运营商与医疗器械产品制造商通力合作完成，即完成灭菌确认、精确地控制灭菌过程的同时，医疗器械产品应在满足质量管理体系（例如：YY/T 0287）要求的标准制造条件下进行生产制造，将产品的微生物污染稳定控制在规定的生物负载规格之内。

电离辐射灭菌标准未规定辐射工厂的设计、运行操作及其员工职业安全要求，但辐照运营商需要遵守国家的相关法规和标准，制造商为了确保辐照灭菌业务能持续稳定地进行，也需要对辐照运营商是否符合上述要求加以关注和审核。

二、注意事项

电离辐射灭菌标准规定的辐照装置所使用的辐射源有如下三种：

（1）放射性核素钴－60或铯－137。

（2）电子加速器发出的电子束，射线能量≤10MeV。

（3）X射线发生器发出的X射线，射线能量≤5MeV。

对于受到诸如羊痒病、牛海绵状脑病、克雅病等海绵状脑病病原体污染的产品及其原材料，电离辐射灭菌标准未规定灭菌要求，此类产品灭菌时需要参照适用的国家相关法规标准执行。

电离辐射灭菌标准未规定已使用过的和再加工的医疗器械的灭菌要求，此类产品灭菌需要遵守国家的其他规定。

电离辐射灭菌标准未规定医疗器械标为无菌的要求，此要求参照适用的国家相关法规标准执行。

电离辐射灭菌作为一种工业化灭菌的方式，对于辐照运营商而言，它仅仅是一种加工手段，通过有效过程控制将原始制造商要求的灭菌剂量实施到产品上即可。但对于原始制造商而言，它是实现产品无菌的一种手段，需要对包括灭菌确认过程、过程有效性的保持、辐照加工过程、产品制造过程等在内的整个过程进行管控。选择合格的辐照运营商以及确保辐照运营商严格按照电离辐射灭菌标准执行辐照加工，对于其产品的无菌保证质量至关重要。

产品的最终责任由原始制造商负责，因此，原始制造商不但需要对辐照运营商等相关方进行审核，还要对产品的原材料、制造过程、包装、运输、存储、产品的最终放行等进行管控。

如果辐照运营商有多座辐照装置，或者原始制造商选择一个以上的辐照运营商时，在辐照加工过程中，原始制造商需要建立相应的文件对产品及其对应的辐照装置进行规定，以确保产品辐照加工的可追溯性。

第二节　GB 18280.1—2015 解读

一、标准概述

本部分规定了医疗器械辐射灭菌过程的开发、确认和常规控制的要求。

灭菌过程的开发、确认和常规控制包含了诸如校准、维护、产品定义、过程定义、安装鉴定、运行鉴定和性能鉴定等数个不连贯但相关的活动。这些活动只要按要求实施就行，不需要与标准的顺序一致。开发和确认过程可能需反复实施，因此这些必要的活动不一定是连续的。这些活动的实施可以由一个或多个单位（或组织）进行。

辐射灭菌过程的开发的输出结果是灭菌剂量范围，包括灭菌剂量和最大可接受剂量。

辐射灭菌过程的确认的输出结果是辐照工艺，这是辐射灭菌过程参数放行依据。

过程有效性的保持，目的是确保辐射灭菌过程持续有效，主要通过定期生物负载测试、灭菌剂量审核、设备维护、再校准、必要的重新鉴定以及执行相应的变更评估来实现。

二、标准主要内容

GB 18280.1—2015 包括 12 个章节的内容和一个规范性附录。主要包括：质量管理体系要素、灭菌因子的特征描述、过程和设备的特征描述、产品定义、过程定义、确认、常规监测与控制、灭菌产品的放行、过程有效性的保持等。

规范性附录对标准中的部分条文进行进一步的解释，以便能更好地理解和执行标准。

（一）质量管理体系要素

1. 建立质量管理体系

虽然本标准只规定了灭菌过程至少需要控制的要素，并未要求建立完整的质量管理体系，但是建议制造商以及辐照运营商等相关方，应该按照 GB 19001 以及 YY/T 0287 的要求建立质量管理体系。

2. 对相关方进行审核

如果相关方均按照 YY/T 0287 的要求建立了质量管理体系，则本标准的质量管理体系要素所要求的内容都能被满足，否则应根据标准中 4.0 条款对相关方进行审核，以确保其所制定的程序和过程控制符合要求。

3. 划清职责内容

本标准中原始制造商和辐照运营商是两个组织，当然辐照运营商也可以是拥有辐照装置的原始制造商。附录中 A4.2 条款列出了原始制造商和辐照运营商各自的职责划分。以下内容也需要在技术协议中明确规定：

（1）提供辐照产品规格的清单。清单内容包括产品名称或代码、外箱尺寸、单箱毛重及其辐照剂量范围。

（2）提供产品外箱尺寸、单箱毛重及其可接受的偏差范围的说明文件。这是为了防止日常辐照灭菌加工时，无法按辐照工艺参数文件规定的装载模式执行操作的情况出现。

（3）规定变更控制要求，包括产品和辐照装置的变更控制要求。

（4）提供辐照灭菌加工过程中发生偏离时的处理程序和要求。

（5）提供产品辐照加工质量放行要求。

（二）灭菌因子的特征描述

1. 明确辐射源的类型

明确辐射灭菌加工中使用的辐射源的类型。如果选用电子束或 X 射线灭菌，则应规定电子束的能量不能超过 10MeV 或用于产生 X 射线的能量不能超过 5MeV，否则应评估产品诱发放射性的潜在可能。

如果选择电离辐射灭菌，首先需要描述选择什么样的辐射源及其能量和对应射线的基本性质。下面是几种常用的辐射源：

（1）钴－60。若采用钴－60 产生的 γ 射线作为灭菌因子，钴－60 衰变时产生两条 γ 射线的能量为 1.17MeV 和 1.33MeV，平均能量为 1.25MeV。γ 射线是光子，其穿透能力很强，在水中穿透 60cm 后，其强度才减弱为初始值的十分之一。

（2）铯－137。若采用铯－137 产生的 γ 射线作为灭菌因子，铯－137 衰变时产生的 γ 射线能量为 0.66MeV。

（3）电子束。若采用电子束作为灭菌因子，电子束能量应控制在 10MeV 以内。电子束是电子经过加速形成电子流，可实现单位时间内较高的剂量率，同时电子具有质量，穿透能力较弱，在水中只能穿透 3～6cm，遇到较大密度的材料时，会发生明显的剂量递减，产品的剂量不均匀度较大。因此，电子加速器不太适合于含液体、金属的产品。

（4）X 射线。采用 X 射线作为灭菌因子，用于产生 X 射线的电子束能量不能超过 5MeV，其穿透能力稍强于 γ 射线，兼具 γ 射线和电子束的优点。

如果产品既可能采用 γ 射线进行灭菌，又可能采用电子束时，则需要考虑这两种射线对产品可能带来的不同影响。

2. 评估射线灭菌的效果

根据产品的生物负载情况，尤其是当材料来自诸如火山口（高温）或冰冷（低温）的区域时，特别需要注意评估射线对产品上的微生物的灭菌效果。

3. 评估辐射对材料的影响

需要评估辐射对材料（原材料和包装材料）的影响，以确保产品的功能。要求在产品规定的有效期内，其功能不会受到影响。关于辐射对材料的影响，需要注意如下几个方面：

（1）辐射源对材料的影响。不同的辐射源对材料的影响是不同的，需要从材料供应商处得到更多的相关资料，以评估所选辐射源对产品性能的影响，尤其是在不同的辐射源之间转换时。

（2）材料耐受性对材料的影响。需要从原材料供应商处或者从研究资料中，获得原材料对不同性质射线的辐射耐受性的相关资料。

（3）材料对材料的相互影响。要考虑不同材料是否会相互影响。需要获得对射线最敏感的材料的耐照剂量，从而获得产品质量控制文件中有关原材料的采购等相关过程控制中的技术指标。

（4）辐射源的能量对材料的影响。对于某些敏感材料的产品，还需要考虑辐射源的能量变化可能带来的影响。

（5）实验室的选择。对材料进行辐照实验时，还需注意的是选择合格的实验室，而且有能力实施精准的剂量。

4. 评估辐射的潜在危害

辐照运营商除了评价所采用的辐射源对环境带来的影响，做好相关的保护措施外，还应评估辐射对材料（包括设施和产品）带来的变化，这些变化可能带来潜在的危害（如爆炸、易燃性），需要时，辐照运营商应制定相应的控制措施，避免可能的潜在危害，或是将其降低到可接受的水平。

（三）过程和设备的特征描述

辐照运营商应明确用于辐照灭菌过程的所有仪器、设备的特征，主要是辐照装置和计量测量仪器及其控制软件等，计量测量仪器包括剂量测量系统的仪器设备，也包括辐照装置剂量监测的仪器设备，还有诸如称量重量、测量尺寸的设备等。

本标准规定了三类辐射源的设备特征，此处对最常用的两类辐照设备进行详细解读：

1. γ 辐照设备

标准中 6.2.3 条款规定了 γ 辐照设备规格说明书中必须包含的内容，其内容主要参考 GB/T 17568 的标准。

（1）辐射源。

①辐射源种类。目前国内商用 γ 辐照装置全部使用钴源，钴源的半衰期为 5.27 年。

②源架结构。源架的结构受设计装源容量的直接影响。设计装源容量在 50 万居里内时，一般采用试管架式的源架；在 100 万居里以上时，一般采用子弹夹式源架。源架一般为 3 ~ 7 层，3 ~ 8 列，源棒工位从几百到两千个不等。

③装源容量。目前，国内单座 γ 辐照装置设计装源容量最大为 600 万居里。

④辐射源活度。国际标准源棒的尺寸：长度为 451.1mm，直径为 11.1mm。源棒初始安装时的活度一般在 8 000 ~ 13 000 居里。针对设计装载密度范围，确定钴源活度与产量的关系曲线及其剂量不均匀度曲线。辐照装置钴源变更后，需要执行相应的 IQ 和 OQ，并形成文件记录。

（2）辐照装置。

①输送系统。早期小的辐照装置一般都采用人工堆码的形式辐照，现在大多数装置的输送系统及过源机构都是自动化控制。自动化的过源机构分为悬挂链和步进式的结构，对于悬挂链输送系统，需要明确链速与剂量的关系、积放机构的安装位置，以及如何保证辐照容器从积放机构到辐照工位中的稳定输送；对于步进式输送系统，需要明确辐照容器在辐照工位间移动的时间。

a. 悬挂链输送系统。悬挂链输送系统结构（见图 3－1）大多数是源架与辐照容器（吊篮）同高，在吊篮内采用隔板的方式来控制源与货物的关系，工人操作的人为因素较大。

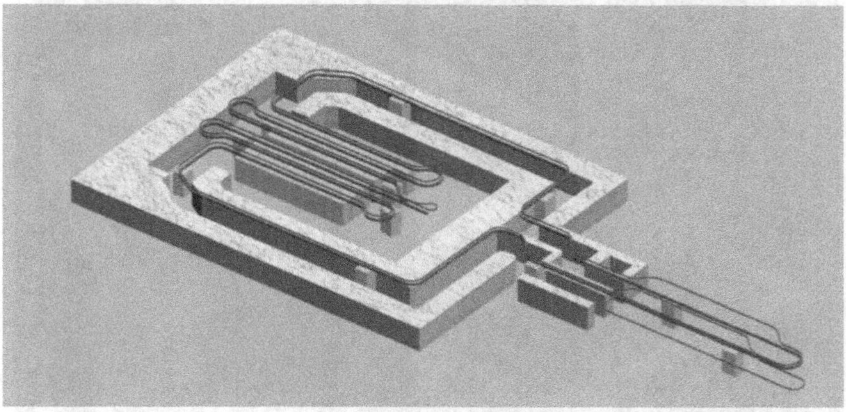

图 3－1 悬挂链输送系统结构

b. 步进式输送系统。有两种情形，一种是源架比辐照容器要高，采用源盖货的方式，以 Nordion 公司的 JS8900 型为代表；另一种是货盖源的方式，以 Nordion 公司的 JS10000 型为代表。国内以比尼公司的 BFT 系列辐照装置为代表，辐照容器在辐照室内有 2 层，过源机构能完成辐照容器自动换层换面。见图 3－2。

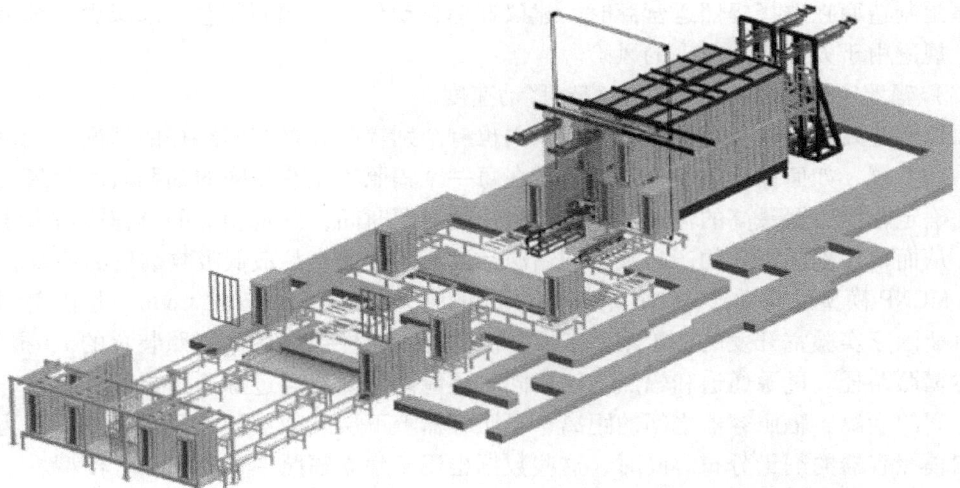

图 3－2 BFT 步进式输送系统结构

c. 悬挂链与步进式结合输送系统。目前国内还有一种输送系统是吊架中堆放两个辐照容器，但需要在辐照室外进行辐照容器的换层以提高剂量均匀度。见图 3－3。

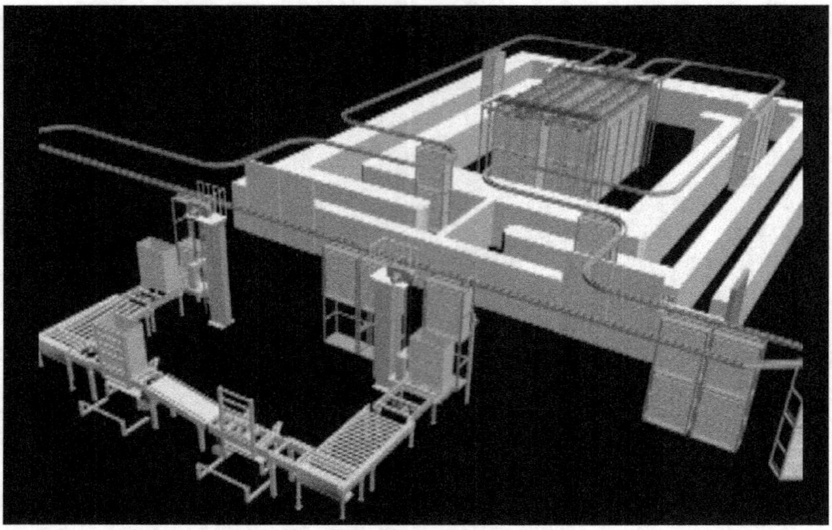

图 3－3　悬挂链与步进式结合输送系统结构

②源架与辐照容器的位置关系。分为货盖源及源盖货两种方式。

③过源通道及辐照工位。过源通道大多为 4 通道或 6 通道，每个通道上的辐照工位有 4～7 个。

原始制造商在选择辐照运营商时，建议选择自动化的 γ 辐照装置，以减少人为因素的影响，规避由于人工作业带来的风险。

（3）辐照室过源路径以及辐照容器移动速度。

辐照装置几乎是单一过源路径，但国内也有个别辐照装置有多路径的情况。无论是哪一种输送系统，如何保证每一个辐照容器在每一个辐照工位有相同的辐照时间是最关键的内容。确定辐照装置最高的输送速度或者最短的过源时间，确定相应的链速表或者主控时间表，从而描述不同密度的产品及不同钴源活度所对应的产品最低吸收剂量的关系。

a. MCNP 模型的建立。MCNP（Monte Carlo N Particle Transport Code）是由美国洛斯阿拉莫斯国家实验室开发的基于蒙特卡罗方法的通用软件包。在 γ 辐照装置的 IQ 报告中，应描述辐照路径、过源通道和辐照工位，同时还应确认源架与过源通道之间的距离、过源通道之间的距离、辐照容器之间的距离、辐照容器上下层（双层）之间的距离，因为这些会影响辐照容器的剂量分布。同时，这些数据也用于建立辐照装置的 MCNP 模型。

b. 悬挂链输送系统的过源机构。需要确认输送链的主电机变频器设置与链速之间的关系，还需要确认积放器（吊篮放行的机构）安装的位置及其控制模式，以及如何防止发生丢车的停机控制系统。

c. 步进式输送系统的过源机构。如果是采用气缸推动，则需要确认气缸的压力与辐照容器在过源通道中的移动时间；如果是步进电机，则需要确认电机变频器设置与辐照容器在过源通道中的移动时间的关系，以及如何防止发生辐照容器移动时间超时的停机控制系统。

（4）辐照容器的结构、材料、尺寸和承重能力。辐照容器的结构、尺寸和材质直接影响到产品吸收剂量的均匀性，通常材质越轻、材质厚度越薄、均匀度越高就越好。国内的辐照容器大多数采用 A3 钢的方通制作（吊篮），也有部分采用不锈钢框架并用 1.5mm 厚的铝板做防护制作（托箱或货箱），最大载重 200 ~ 400kg。

γ 辐照装置的 IQ 报告中，需要确认辐照容器的结构、内外径尺寸和最大承重，所用材质的密度及其尺寸。这些数据也需要用于建立辐照装置的 MCNP 模型。辐照容器的结构、所用材料的密度及其大小和位置，会影响辐照的剂量分布。

（5）升源系统及其源架位置的指示方式。升源系统一般采用液压提升或气动提升，具有源架定位准确的优点；源架的指示方式应能确定源架在工作位置和储存位置的实际工位，而非模拟位置；当源架在规定的时间内不能到达工作位置或是储存位置时，相关的安全连锁系统应能报警并执行有效处理。需要注意的是源架工作位的调节方法以及如何防止非正常的调节行为。

（6）主控时间定时器（或积放机定时器）与输送系统和升源系统的联动控制关系。当源架提升到工作位时，计时器才继续计时，同时输送系统运行；当降源或者设备发生故障时，计时器停止计时，同时输送系统停止动作，源架自动降到储存位置。

（7）设备的控制系统、运行操作说明和维护程序以及日常运行数据记录，或 ERP 系统（如果有）。

（8）辐照设施的平面图，未照和已照产品的隔离方法。如果是多套装置的还应有相应的加工管理控制方法。

（9）辐照装置的特征描述。

①装置类型：单板源、货盖源、步进式、湿式贮源钴 -60 的 γ 辐照装置。

②源架：两个源架，设计装源容量×××万居里，气缸提升，提升时间××~××s，降落时间××~××s。

③辐照容器：材料为不锈钢和铝，内径尺寸为××cm·××cm·××cm，容积为××m^3，最大荷载为××kg，共××个托箱。

④辐照工位：辐照室过源通道上下 2 层，源架两侧各 3 个通道，每个通道 6 个工位，移行机 6 个工位，合计 78 个辐照工位。

⑤辐照方式：单一辐照路径，产品在辐照室内绕源架自动换层换面，如图 3 -4 所示。

⑥输送系统：差速链、辊机、气动和提升机结合，输送平稳、定位准确。过源机构气动推动辐照容器时间控制在 15 ~20s。

⑦控制系统：西门子 PLC300 控制系统、条码识别系统，托箱可以实现自动增剂。

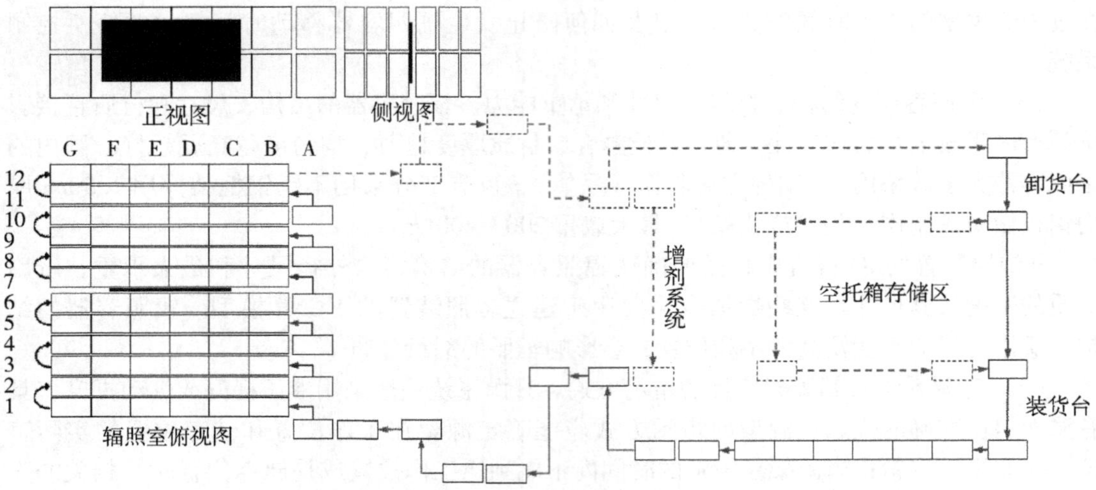

图 3-4　BFT-Ⅱ型辐照装置输送路径示意图

（10）辐照装置的运行特性。

①PT（加工能力）：见图 3-5。

②DUR（剂量不均匀度）：见图 3-6。

③SER（钴源利用率）：见图 3-7。

④主控时间函数（某一钴源活度下）：见图 3-8。

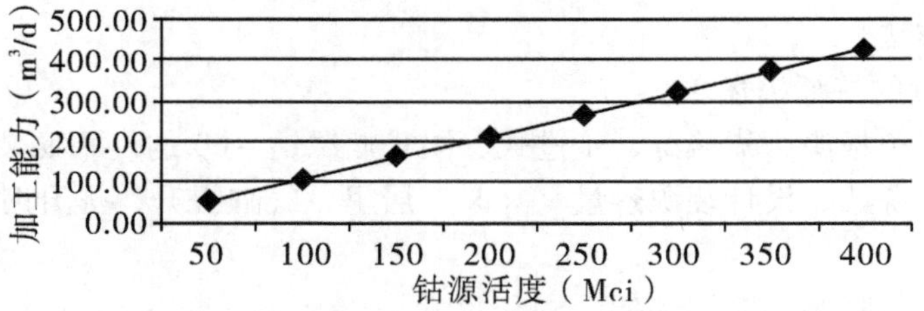

图 3-5　××装置加工能力 PT（0.1g/cm³，25.0kGy）

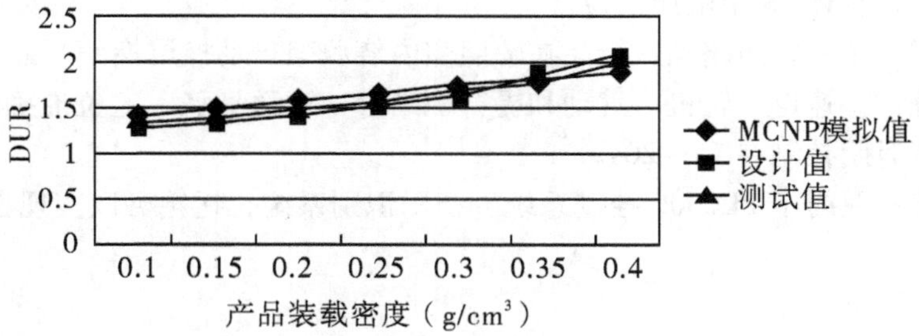

图 3-6　SHJPY-B 装置剂量不均匀度 DUR

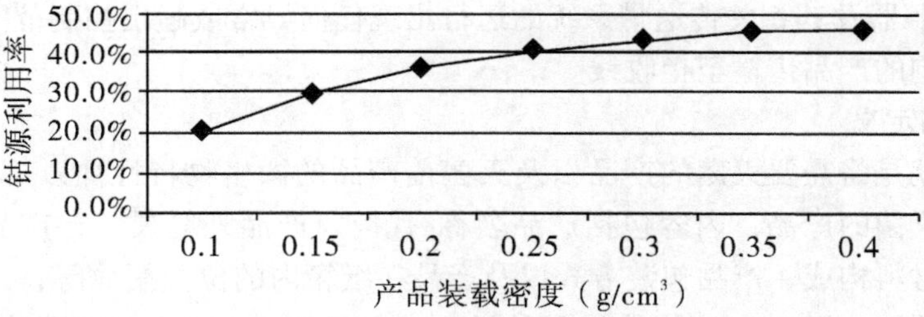

图 3－7 ××装置钴源利用率 SER

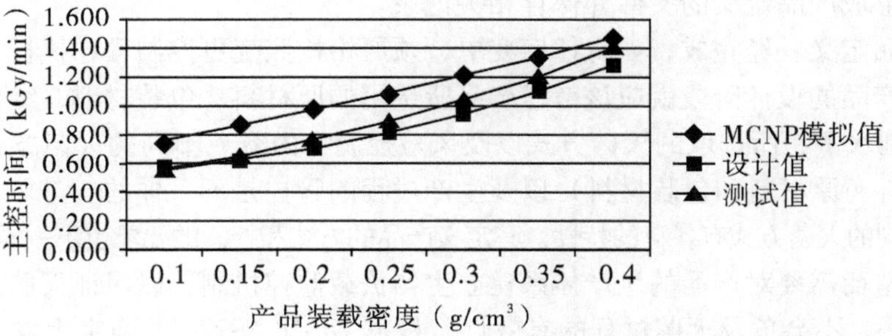

图 3－8 SHJPY－B 装置主控时间函数

2. 电子束辐照装置

标准中 6.2.4 条款规定了电子束辐照装置规格说明书中必须包含的内容。

（1）电子束辐照装置涉及高电压、高真空、高气压、束流测量、计量学、辐射防护等。目前适用于辐射加工的加速器装置有高压型电子辐照加速器和谐振型电子辐照加速器两种。

（2）电子束的特性。电子束的主要特性为电子束能量、束流、扫描宽度以及均匀度。电子束的这些参数均有一定的设定值或可调节范围和精确度（如：电子束能量10MeV ± 0.5MeV），并且它们须经过有效的验证或校准，一旦有任何可能影响产品接收剂量的改变均须被记录且评估其有效性。

（3）辐照器相关的建筑。包括辐照器运行的辅助设施以及辐射安全屏蔽的建筑等。

（4）已辐照和未辐照产品的隔离方式。包括隔离平面图、物理隔离设施等。

（5）辐照器相关的传送带系统的结构和运行。传送带系统直接影响到产品所接收的剂量，其结构设计及运行方法须经过有效的验证或校准，一旦有任何可能影响产品接收剂量的改变均须被记录且评估其有效性。

（6）传送带路径及其速度范围。传送带的传送速度有一定的可调节范围，在其范围内的可调节值均须在有效的校准范围内。若有超过 1 个传送带路径，在工艺参数中应有效地区分不同的传送带路径。

（7）辐照容器的尺寸、材质和结构特性。辐照用的辅助器具的尺寸、材质和结构特性等信息应有相应的程序来管控其设计、检验、使用和变更。辐照容器的变更须得到有效的评估。

（8）当辐照器及其相关传送带系统的运行出现任何异常或超出控制范围时，系统会发出指令将受影响的产品传输至拒收线。

（四）产品定义

产品定义就是将需要灭菌的产品以及灭菌前产品的微生物特性加以规定。产品定义，一是确定需要灭菌的产品，内容包括产品名称/代码、产品外箱尺寸、产品单箱毛重、产品结构、产品材料构成、产品包装方式以及产品在纸箱内的位置摆放等；二是确定灭菌前产品的微生物特性，即微生物的数量和种类，产品的制造商应遵守执行符合 YY/T 0287 要求的质量管理体系，以确保灭菌前产品的微生物特性稳定。在产品定义时需要注意以下几点：

（1）应形成产品定义的文件并保存相关记录。

（2）产品定义一经完成，如有任何变更，须严格按照变更控制程序执行。

（3）在产品的设计阶段就应该考虑产品所选用的原材料、包装材料、结构、生产过程的微生物控制水平、所选取的灭菌方式以及风险控制等内容。不同的灭菌方式对产品定义中所选用材料（原材料和包装材料）以及生产过程的管控是不一样的。

（4）不同的灭菌方式有各自的特性，其定义产品的方式和控制的要求也不一样，不能通用。

（5）制造商需要对产品的生产体系建立生物负载监控机制，以保证灭菌前生物负载的稳定且低水平，不会危及灭菌过程的有效性。根据 GB/T 19973.1 确定生物负载，以证实这个生产体系有效。

（6）当材料发生改变、生物负载的种类发生变化、生物负载的数量超过控制线时，需要评估所设定的辐照剂量的范围是否仍然适合。

（7）原始制造商根据灭菌前产品的微生物特性建立产品族，产品族的建立参照 GB 18280.2 条款 4。

（8）辐照运营商根据产品剂量分布特性制定产品加工类别，原始制造商对辐照运营商制定的加工类别予以批准确认。

①不同的辐射源，加工类别定义的方法是不一样的。

②无论哪种辐射源，定义加工类别时均应评估产品在纸箱中摆放方式对吸收剂量分布的影响，从而制定产品的装箱规范并实施。

③对于 γ 射线和 X 射线装置：

a. 在进行运行鉴定（OQ）时，应评估当前钴源排布下，不同密度的产品吸收剂量分布特性和不均匀度以及不同密度下的相互影响。

b. 在 OQ 研究的结果基础上，对原始制造商的产品进行性能鉴定（PQ），以评估确定当前钴源排布下产品在辐照容器中的装载模式，在该装载模式下产品吸收剂量的分布特性，以及随照产品的密度范围。灭菌商依此确定加工类别，制定辐照工艺规范并实施。

c. 不同产品能否归于同一加工类别主要考虑其是否拥有相似的剂量要求（灭菌剂量和最大可接受剂量）和相似的剂量吸收特性（如密度和装载模式）。只有当产品、包装和辐照容器中产品的装载模式使得产品能在相同的过程参数条件下加工，并且不超出加工类别里的产品规定的剂量限值的情况下，才可将产品归入同一加工类别。

d. 如果产品的包装规格比较多时，可以用 MCNP 模拟的结果，选择较有挑战性的情况来执行PQ，也可以全部进行PQ，以证明可以归于同一加工类别。就目前国内辐照情况来看，建议不同的制造商产品不要归于同一加工类别。

e. 考虑产品在辐照容器中不满载时的情况。

f. 辐照商每次重新排布钴源时，应在OQ的基础上评估是否对产品进行PQ。

④对于电子束辐照装置：相对于γ射线和X射线辐照装置来讲，在性能鉴定中需要做更多单独产品的剂量分布测试。

⑤影响产品剂量和加工规范的产品的相关变量发生变化时，可能改变产品包含于加工种类的基础，当改变发生时，应重新评估加工类别。这些产品相关的变量包括：

a. 纸箱的尺寸。

b. 含产品的纸箱的重量。

c. 产品在纸箱内的位置摆放。

d. 每个纸箱中产品项目的数量。

e. 灭菌剂量。

f. 最大可接受剂量。

⑥加工类别的评审。

a. 通常每年评审加工类别评估标准和构成加工类别的产品。

b. 每次钴源排布改变时需要重新评估加工类别的产品。

⑦基于目前国内的辐照加工企业情况，为了便于追溯和质量控制，不同的制造商产品的加工类别应予区分加工。

（五）过程定义

过程定义就是建立产品的最大可接受剂量和灭菌剂量。

1. 建立最大可接受剂量

（1）应编写和建立有关产品最大可接受剂量的文件，以保证灭菌后的产品在其规定的有效期内能满足其规定的功能要求。

（2）在产品的设计阶段（选择材料）以及生产过程中材料的供应商变更时，应实施评估。

（3）应评估产品组成的原材料（包括包装材料）的耐辐照性能，评价标准应考虑以下几个方面：

①原材料。原材料供应商应提供材料的耐辐射性能测试报告，或从相关文献中得到相关的资料（如AAMI TIR 17），同时应考虑材料间的相互影响。

②制造过程。制造过程给材料带来的变化，尤其是高分子材料。

③辐射类型。不同辐射源发射的射线能量是不一样的，对材料的影响也不同。

④辐照后产品的存储环境。温度变化对材料的影响。

（4）材料实验的辐照由合格的辐照运营商进行，至少应满足：

①获得ISO 11137-1的认证。

②辐照装置设备完成了IQ和OQ。

③具有合格的剂量测量系统。

④有能力实施精准的剂量，如验证剂量范围控制在±10%之内，详见GB/T 18280.3中条款6。

(5) 选择有代表性的产品。

(6) 选择有能力对产品预定功能进行评估的工厂/设备。

①测试计划应包括功能性评估和生物安全性评估。

②加速老化实验不能代替真实老化实验，两者并重。

(7) 以组成产品的所有材料的最大可接受剂量中的最小值作为产品的最大可接受剂量。

2. 建立灭菌剂量

制造商应制定建立灭菌剂量方法的文件，GB/T 18280.2 给出了相关要求及方法指南。

3. 规定最大可接受剂量和灭菌剂量

4. 最大可接受剂量、验证剂量和灭菌剂量在不同辐射源之间的转换

(1) 最大可接受剂量的转换。

主要考虑不同辐射源辐照时的剂量率与产品温度变化。剂量率越高，则产品的有害影响越小；辐照产生的温度越高，则有害影响越大。

①电子束的剂量率主要是看其束流功率，是可调的，但是由于电子的质量大，致使产品的温升较高。

②X 射线的剂量率主要是看其电子束的束流功率及转换率，也是可调的。

③γ 射线的剂量率主要是看其钴源活度及产品离源距离，剂量率相对较低。

④在低剂量率情况下（γ 射线或 X 射线），产品需要最低限度的鉴定以证明材料在高剂量率情况（电子束）下的兼容性。相反，适合高剂量率情况的材料在应用于低剂量率情况时可能要求更多的鉴定。如果剂量率和产品温度相当，那么在同类型辐射源之间的转换是合适的。

(2) 验证剂量和灭菌剂量的转换。

二者能否转换主要看产品是否含液态水及辐射源的剂量率，因为不同的剂量率能提供不同的灭菌效果。不同辐射源之间能否转换，需要通过对将要采用的辐射源进行验证剂量试验，以证明其灭菌效果一致。下列情况可以不需要验证：

①所有的产品均允许在使用 γ 辐射源的辐照装置之间转换。

②不含液态水的产品允许在不同的电子加速器或不同的 X 射线辐照装置之间转换。

③含液态水的产品则需要在操作条件一致的不同电子加速器或操作条件一致的不同 X 射线辐照装置之间转换。

(六) 确认

1. 安装鉴定

安装验证文件须根据规格说明书内容进行验证，一般应包含：

(1) 辐照灭菌商提出的辐照装置的设计需求。

(2) 设备供应商提供的辐照装置的规格说明书。

(3) 建筑物平面布局图，包含对库区环境和安全的控制要求的评估。

(4) 规格说明书的内容，包含对辐照装置关键技术参数的要求和控制等详细安装验证方案和报告。

(5) 辐照装置控制系统的验证报告。

（6）工厂支持性服务及动力供应保障等评估报告。

（7）对于γ辐照装置，每次钴源排布或过源机构的结构发生变化时，均应进行钴源安装的验证。

（8）对于电子束辐照装置，电子束特性，包括电子束能量、束流、扫描宽度和均匀度等均须被评定和记录。

（9）在安装鉴定过程中，如果发生与规格说明书不符的偏差，应进行变更控制，并给出适当的说明。

2. 运行鉴定

（1）辐照装置所使用到的仪器设备均要进行鉴定校准。主要的仪器设备有：

①测量产品的尺寸和重量：卷尺和磅秤或电子秤。

②剂量测量方面：分光光度计、厚度仪、剂量计、温湿度计、标准量块。

③仓储环境监测：温湿度计。

④设备控制：

a. γ辐射：压力表、时间计时器、辐射监测仪器。

b. 电子束及X射线：束流控制。

（2）对于γ辐照装置：

①需要根据装置规格说明书所规定的装载密度范围，选择合适的均质模拟产品进行测试，通常选择低密度、中密度、高密度三种模拟产品，以验证装置设计商提供的主控时间表或链速表是有效的。

a. 模拟产品要求材质均匀，且充满辐照容器。

b. 模拟产品的数量要求能装满辐照工位上的辐照容器。

②需要测量不同密度产品之间吸收剂量的相互影响。

③需要测量过程中断时，对产品带来的附加剂量的影响，尤其是钴源活度超过100万居里时。

④当存在多种输送路径或多种规格辐照容器时，或者辐照容器可以用隔板进行调节时，需要对每一种输送路径、每一种辐照容器都进行运行鉴定。由于输送路径以及辐照容器使用的多样性，有可能导致过程不符合规定，对于医疗器械的辐射灭菌，建议原始制造商不选择此类辐照运营商。

⑤当辐照装置发生如下变化时需要进行运行鉴定：

a. 补充或移除钴源时。

b. 重新排布钴源时。

c. 辐照容器的材质或结构发生改变，或制作新的辐照容器时。

d. 过源机构的结构、尺寸发生改变，或重新调整时。

e. 源架的工位定位重新调整时。

⑥运行鉴定的结果需要包含如下内容：

a. 辐照容器的剂量分布特性：最大及最小吸收剂量区域。

b. 主控时间表（或链速表）。

c. 不均匀度表。

d. 不同密度相互影响系数表。

e. 附加剂量。

f. 装置的产能。

g. 钴源利用率。

h. 每次运行鉴定中，a ~ g 的变化特性。

i. 多种输送路径时，需要重复 a ~ g 的变化等。

⑦具体的测试方法见 GB/T 18280.3。

（3）电子束。

①需要选择均匀介质的模拟物体，可用密度在该辐照器处理的产品的密度范围内。同时选择的辐照参数也应覆盖辐照器的安装鉴定中的使用范围。

②对每一组所选择的辐照参数，需要足够的模拟物体的数量来确定受辐照物体之间剂量分布的差异。鉴定试验重复的次数取决于之前的经验，也就是说初次鉴定比后续的再鉴定需要重复的试验次数多。

③需要考虑模拟物体被辐照时在其前、后的物体对其的影响。

④足够数量的剂量计将以三维的位置图被放置在模拟物体的内部和表面。以前的分布数据或者数学模型可以优化剂量计放置的位置。

⑤从剂量分布试验的数据中可以得到电子束和传送带系统的参数与模拟物体中各个位置所吸收剂量值的关系。另一种方法是通过类似的试验来获得电子束和传送带系统的参数与固定位置所吸收剂量值的关系，该固定位置可用作常规辐照中的剂量监控位置。

⑥需要确定辐照中断再启动对受辐照物体剂量的影响。通常该试验是将剂量计放置于模拟物体表面，根据辐照中断再启动所吸收剂量与正常通过所吸收剂量的对比来确定这种特殊情况的影响。

⑦需要考虑剂量计的吸光度值、剂量计读取时间、保存温度之间的关系。

⑧需要考虑不同密度产品连续被辐照时所吸收剂量分布的相互影响。在可用密度范围内选择不同密度的模拟物体，可通过对比原始模拟物体的剂量分布结果来确定相邻的不同密度物体之间在剂量分布上的影响。

⑨运行鉴定剂量分布的结果可作为确定实际产品中最大、最小剂量位置的指导。

⑩具体的测试方法见 GB/T 18280.3 和 ISO/ASTM 52303。

3. 性能鉴定

（1）基本概念。性能鉴定是确认的最后一个步骤，是用已定义的产品来证明设备按照预定的标准且在规定的剂量范围内持续运行的能力，从而使产品满足规定的灭菌要求。详细的测量方法见 GB/T 18280.3《剂量测量指南》。

（2）鉴定内容。性能鉴定是根据运行鉴定的结果，来验证辐照装置能否满足产品所要求的剂量范围。或者说，性能鉴定是根据运行鉴定的结果及产品要求的剂量范围，来确定产品的装载模式及加工类别。

（3）鉴定时机。通常辐照装置进行运行鉴定时均要进行性能鉴定，除非有技术数据支持运行鉴定的结果与之前一次的运行鉴定结果有相似的特征。

（4）产品变化。产品的结构、材质、装箱模式或包装规格发生变化时，需要进行适当的技术评估确认，根据评估结果确定是否需要重新进行性能鉴定。

（5）对于γ辐照装置：

①根据运行鉴定的结果、建立的MCNP模型，进行产品的剂量分布模拟，初步建立产品的加工类别及其装载模式。

②根据模拟的结果，确定产品族中的加工类别，每个加工类别均要进行性能鉴定。对于具有挑战性的产品，需要通过性能鉴定来确认是否归于同一加工类别。

③性能鉴定还需要确定辐照容器不满载时对产品的吸收剂量的影响。对产品剂量范围要求较窄时，需要考虑用模拟产品填充。

④如果产品箱内产品是部分装载，需要确定此类部分装载方式对产品吸收剂量的影响。为避免产品箱出现部分装载，用模拟产品填充是较好的选择。

⑤辐照容器部分装载的影响。在常规辐照加工中，如果辐照容器部分装载，应确定并记录辐照容器部分装载对下列两个方面的影响：

a. 辐照容器内剂量分布。

b. 辐照装置中其他辐照容器内的剂量和剂量分布。

（6）产品位置摆放。在电子束加工中，包装内产品的位置摆放是很重要的举措。此外，当密度会影响剂量分布时，将产品的位置摆放在γ射线和X射线中加工也是很重要的举措（例如液体容器或金属的髋关节植入物）。

（7）产品保护系统的使用。如果在辐照容器中使用保护产品的系统，在过程规范之中应包含对使用材料的描述及保护方法。

（七）常规监测与控制

1. 目的

常规监测与控制的目的是证明经过确认的、规定的灭菌过程已经实施到产品上。

2. 产品

应对未照产品与已照产品进行区分隔离。隔离产品时，应考虑以下方面：

（1）未（已）照标签或照否标志的使用。

（2）未照产品与已照产品之间的物理间隔。

（3）可靠的库存控制系统的使用。

3. 产品移动

如果产品能在辐照容器中移动并且会因为这种移动而影响剂量分布，那么产品应被固定。应规定并确认能正确使用防止产品在加工过程中不适当移动的材料。

4. 评审

对过程参数监测的评审和对常规剂量测量结果的评审是用来确保产品已经按照过程规范进行加工。辐照灭菌合格判定原则，一是过程符合，即产品已经按照所确认的过程规范（辐照工艺）完成辐照加工；二是过程监测的结果符合，即剂量监测结果符合辐照工艺的规定。

5. 剂量计的布放

布放剂量计的频率应充分，以证实过程是受控的。应对频率和规定频率的依据加以规定，剂量计布放频率根据辐照装置结构特性确定。

6. 过程中断

（1）过程中断的时机。一旦发生偏离正常的运行条件（比如动力损失、束流不稳定、不正确的输送移动），应立即中断辐照，并且要求辐射源自动安全贮存或停止。应记录过程中断的原因和持续时间，且应有文件规定重新辐照的有关程序或条件。

（2）装置或系统失效。在辐照装置或传输系统失效的情况下，应执行文件化的程序，确保对已经吸收了灭菌剂量的产品实施相关措施，保证辐照剂量不超过产品的最大可接受剂量。

（3）不必采取措施的过程中断。对于发生在不支持微生物生长的产品上的辐照过程中断，在辐照装置中的产品未被移动的情况下，通常不必采取措施。不过，应文件化和评审此类过程中断以确保剂量测量是有效的。

（4）需要采取措施的过程中断。支持微生物生长的产品发生辐照过程中断时，应在过程规范（辐照工艺）中说明：

①制造完成和灭菌加工完成之间最大的时间间隔。

②在此时间间隔期间的储存条件和涉及的运输条件。

（5）时间间隔。选择最大的时间间隔和条件，以确保产品的微生物品质保持在合适的水平上，且不会危及产品的无菌情况。如果过程中断发生在灭菌期间，并且这个中断使灭菌完成的时间超出了规定时间，应确定这种情况对产品微生物品质的影响，同时应采取适当措施，此类措施包括产品报废。

（6）补足辐照剂量。当发生过程偏离现象并导致辐照剂量低于要求的剂量时，如果以下条件同时成立，则可以补足产品辐照剂量不足的部分：

①已经考虑了产品支持微生物生长的能力。

②按照上述方式实施剂量能保证达到最小剂量又不超过最大可接受剂量。

（八）灭菌产品的放行

1. 放行的判定

辐照运营商只是对灭菌的过程及吸收剂量是否符合原始制造商的要求进行判定放行，产品的最终质量放行是原始制造商的职责，原始制造商和辐照运营商需要在灭菌合约中，明确各自的职责及产品放行要求。

2. 放行参数

电离辐射灭菌采用参数放行，按照过程规范，即辐照工艺进行参数放行。标准不要求采用在辐射灭菌的确认和生产监测中使用的生物指示剂对产品放行条件进行评定，也不要求使用药典中的无菌检查结果判定是否放行产品，因为使用无菌检测确认来保证 10^{-6} 无菌保证水平是不切合实际的。

3. 辐照运营商

授权有资格的人员复核加工过程和批记录，出具《辐照证明书》，批准产品的辐照放行（如果有 ERP 系统记录更好）。辐照灭菌的批记录应包括：

（1）产品接收记录（名称、规格、批号、数量、尺寸、重量、要求剂量）。

（2）所选用的灭菌装置（如果多座）。

（3）辐照加工路径（如果辐照装置是多路径，或有人工换位操作，建议不用这类辐照装置）。

（4）辐照加工安排记录（工艺技术文件或加工安排记录等）。

（5）辐照容器装卸货记录（包括剂量计的布放）。

（6）辐照装置的运行记录（包括辐照的参数设定、辐照的始止时间、设备的故障等记录）。

（7）剂量计的检测记录。

（8）异常调查及其采取的纠正预防措施（如果有）。

（9）辐照证明书（包含所使用的剂量计的型号、批号和测量不确定度）。

（10）对于电子束和 X 射线，包括束流特点和传送速度。

4. 原始制造商

原始制造商依据如下文件进行灭菌产品的放行：

（1）灭菌确认报告。

（2）过程有效性保持的记录。

（3）辐照工艺参数文件。

（4）变更控制记录，包括产品变更控制和辐照装置变更控制。

（5）辐照证明书或是剂量报告书。

（九）过程有效性的保持

辐照灭菌过程确认完成后，过程有效性的保持是灭菌过程持续有效的关键保证。过程有效性的保持包括如下四方面的内容：

（1）定期的生物负载测试，监控产品的生物负载的稳定性。

（2）定期的剂量审核，监控产品上微生物的辐射抗力的稳定性。

（3）对灭菌过程相关的仪器设备进行定期的检定、校准，以保持仪器设备的有效性。

（4）变更控制，包括产品变更控制和辐照装置的变更控制。

第三节 GB 18280.2—2015 解读

一、标准概述

本部分是 GB 18280 的第 2 部分，主要描述如何建立产品灭菌剂量和剂量审核的方法。GB 18280.2 包括 10 个章节的内容和应用实例。主要内容包括：

（1）产品族的定义和保持。

（2）建立和试验灭菌剂量中产品的选择和试验。

（3）剂量建立的方法：

①方法 1。

②方法 2，又分为方法 2A 和方法 2B。

③VD_{max} 方法。

（4）灭菌剂量的审核。

二、注意事项

（1）剂量设定的原理是基于：

①生物负载由不同微生物种组成。

②概率模型设定了每一种微生物的单独 D_{10} 值。

③产品中残存微生物的概率是由辐照前产品中微生物初始的数量和 D_{10} 值决定的。

④用低于灭菌剂量辐射产品后，对产品做无菌试验，试验的结果用于预测达到预定的无菌保证水平所需要的剂量。

（2）除了采用本标准所提供的预先选定、剂量证实等方法来设定灭菌剂量外，其他证实的方法如果能被证实，也可以用来设定灭菌剂量。

（3）灭菌剂量设定在合适范围内，以确保产品采用辐射灭菌后能达到无菌。选择合适的灭菌方式和电离辐射灭菌剂量涉及原材料成本、微生物检测成本、材料性能测试成本、产品的灭菌成本，因此必须在产品设计阶段就考虑灭菌方式和成本。

三、标准主要内容

（一）缩写、术语和定义

1. D^{**}

供试产品试验达到 10^{-2}SAL 最终估计剂量，这个剂量用于计算灭菌剂量。这是方法 2 中使用到的符号，是指从多批的增量剂量试验中，估算达到 10^{-2}SAL 时的剂量，从而计算出产品的灭菌剂量。

2. 包装系统

包装系统是无菌屏障系统和保护性包装的结合。

（1）作为无菌屏障的无菌医疗用品的包装以能够隔离微生物为主要的评价指标，包装是否透菌至少与以下四种因素有关：

①与材料本身的性质有关，主要是材料空隙的大小是否能透过微生物。

②与包装材料成为包装的过程有关，因为这个过程决定包装的封口是否透菌。

③与包装及其包装的产品作为一个整体接受的消毒或灭菌工艺有关，因为任何消毒或灭菌工艺都可能造成包装材料及其封口透菌性质的改变。

④与时间有关，随着时间的流逝，包装材料及封口透菌性质也可能改变。

（2）包装的目标是能进行灭菌、在使用前提供物理保护、保护无菌水平，并使之能进行无菌操作。医疗器械的具体特性、辐照灭菌、预期使用、失效日期、运输和贮存都对包装系统的设计和材料的选择带来影响。所以，无菌医疗用品的包装除了考虑材料是否符合要求外，还要研究从包装产品完成后到保质期限到达前，辐射灭菌的有效性能否得以保持。

（3）医疗用品包装材料灭菌确认试验见表 3－1。

表 3-1 包装材料灭菌确认试验

试验种类	试验目的	试验方法	相关标准
包装完好性试验	确认经过灭菌后包装（包括包装材料和封口）作为一个整体是完好的	染色渗透试验	ASTM F-1929
		真空泄漏试验	ASTM F-2096
		外观检查	ISO 11607
		无菌试验	ISO 11737-2
包装的强度试验	确定经过灭菌后包装（包括包装材料和封口）的拉伸强度	拉伸强度试验	ASTM D 882
		爆裂试验	ASTM F-1140

3. 样品份额

样品份额（Sample Item Portion，SIP）是指对被检测的单元医疗保健产品所规定的份额。

（1）包装系统中的一个独立的医疗保健产品 SIP：单个产品。

（2）包装系统中的一套组件（通过安装组合成医疗保健产品）SIP：所有组件的组合。

（3）包装系统中的数件相同的医疗保健产品 SIP：单个产品。

（4）一个工具包内包含多种相关联的医疗保健产品 SIP：最坏情况（包含最高生物负载）。

（二）产品族

在剂量设定、剂量证实和灭菌剂量审核中，对产品族的定义和保持。

1. 产品族的建立

（1）产品族是具有相同灭菌剂量的不同产品的组合，划分产品族的依据是产品上（中）的微生物的种类和数量。

（2）定义产品族的标准、定期维护的评估内容应形成文件，同时对产品族进行评估和记录结果。根据评估的结果，判断是否需要重新修订定义产品族的标准的相关文件。

（3）在产品族的维护中，最关键的工作是对生产过程中一切影响生物负载变化的情况进行监控，包括监控代表产品及其族中其他成员的变化。

（4）在定义某一产品能否归于同一产品族时，还需要考虑该产品的产量及其风险等其他因素。产品族中包含产品的种类增多，相关的试验和测试的成本就会降低，但是灭菌失败带来的损失也增加；产品族中所包含的产品减少，产品族就会增多，相应的试验和测试成本也会增加，但灭菌失败带来的损失会降低。

2. 代表性产品

（1）选择依据。选择代表性产品的依据依然是产品上（中）生物负载的种类和数量，选择考虑的因素及依据也要形成文件。该代表性产品代表了产品族系列产品中生物负载情况最恶劣的产品。

（2）产品族代表性产品的确定。可以通过理论评估和设计试验验证进行，根据医疗器械的不同规格以及相应的原材料、生产环境、生产工艺及操作方式等要素，结合前期医疗器械微生物测试数据，通过理论评估确定医疗器械微生物分布的特性，最后通过设计试验验证理论评估结果，进而确定产品族代表性产品。例如：同一净化车间，生产条件相同，并处于受控状态下，可使用最大生物负载建立产品灭菌剂量，即注射器1mL、2mL、3mL、5mL、10mL、20mL、30mL、50mL和100mL各种规格，100mL具有最大生物负载，作为主产品挑战灭菌剂量，如果设定的验证剂量辐照满足标准要求，则其他规格同样满足。为了防止风险，实际上也可以选择1mL作为主产品进行同期试验，以确保灭菌水平达到要求。对于心脏固定器、人工关节等一些高附加值的产品，可以使用不影响试验的残次品进行剂量分布试验。

3. 产品族的保持

（1）规定产品族维护的程序。在产品族的定义标准文件中，必须规定产品族维护的程序，以定期对产品族进行有效性评估。

①指定有资格的人员负责产品族的生物负载的评估和维护，以确定产品的生物负载是否稳定且在规定的生物负载规格之内。

②评估的频率。至少每年一次。在建立产品族的第一年，评估的频率建议为每季度一次；如果产品族保持稳定，从建立产品族的第二年开始，评估的频率可调整为每年一次。

（2）产品变化时的评估。当发生产品或制造过程的变更时，根据具体发生的变更情况，要对产品的生物负载进行评估，确认其是否发生了变化。如果发生了变化，要确定此类变化能否被接受。

①对产品修改的评审。对产品的修改可能改变产品族划分的依据或选择产品族代表产品的依据。重大的变化需要重新划分新的产品族和规定不同的代表产品。当对产品的原料（性质和来源）、产品设计或组分（包括尺寸）、生产过程等进行修改时，要对设备、环境和场所进行正式的、文件化的变更控制系统评审。

②对改变的评审。生产中厂房搬迁、产品零件供货商改变、原料改变、设备参数的相应改变、包装的改变，都应该进行相应评审，以证明过程的修改不会对医疗产品辐射灭菌的性能产生影响。

（3）产品族的风险。

①当代表性产品的剂量设定与剂量审核失败时，所有产品族的产品都会受到影响，需要对产品族的所有产品都重新进行评估，找出原因，并采取相应措施。

②产品有效性维持的良好执行对于降低产品族风险至关重要。

（三）建立和验证灭菌剂量中产品的选择和试验

（1）标准的要求。标准详细介绍了用于建立和验证灭菌剂量的产品选择的要求。如果选用SIP需要进行充分性的验证要求、取样的方式要求、微生物试验要求以及辐照的要求。这些要求需要在灭菌剂量设定及维护的文件中根据具体的产品族加以详细规定。

（2）SIP的选取。

①对于平均生物负载≥1.0的产品，在切实可行的情况下，应将整个产品用于微生物测试；如果整个产品用于微生物测试不可行，则选择部分产品（SIP＜1.0）作为代替，样品份额的选择应尽可能大，同时符合微生物实验室实际操作。

②对于平均生物负载≤0.9的产品，整个产品用于微生物测试，即SIP＝1.0。

③对于生物负载均匀分布的产品，可以选产品的任一部分作为样品份额。

④对于生物负载分布不均匀的产品，按比例选取样品份额。

⑤如果不知道生物负载在产品上的分布情况，则选取在灭菌加工过程中最难杀灭微生物的产品部分作为样品份额。

⑥样品份额的选取，可以根据长度、质量、体积和表面积情况进行。

（3）样品的拆分。为了进行测试，用于试验的样品可以被拆分和再包装，但需要规定相关的环境和再包装的材料，以避免带来新的污染源。

（4）微生物试验。

①转移技术效率的检测。如果在初始污染试验中使用了转移方法将产品中的微生物转移到培养系统中，转移技术的效率会影响到最终的检测结果，因此，需要检测转移技术的效率。回收率试验就是检测转移技术效率的试验，采用回收率试验中得到的回收率参数，对初始污染检测结果进行校正，可以使试验结果更接近真实。回收率试验需要的样品单元因使用的参考菌株的种类数而异，依照《中华人民共和国药典》2005 年版的要求，使用 3 种参考菌株，需要 9 件产品单元，应出自与初始污染试验使用的样品单元相同的条件和工艺下生产出的同批产品。

②无菌试验。通常初始污染是以细菌为指标的，所以无菌试验一般也是以细菌的无菌试验结果为判断结果。如果产品呈酸性或有其他利于真菌生长的条件，可增加真菌的无菌试验。

③验证试验。当产品中可能含有不利于微生物生长的物质，产品或产品的浸提液在培养基中培养的过程中，即便产品中存在微生物，也可能由于产品中含有的不利于微生物生长的物质而使无菌试验的结果呈现阴性，导致试验结果失真。为了避免这种情况发生，应对无菌试验的培养系统中是否存在不利于微生物生长的物质做验证试验。验证试验需要的样品单元数因使用的参考菌株的种类数而异，依照《中华人民共和国药典》2005 年版的要求，使用 4 种参考菌株，需要 4 件产品单元，这 4 件产品单元应出自用于验证试验样品单元中的同批产品，而且样品单元一同经过辐照。

（5）剂量的准确性。样品的辐照关键是所实施剂量的准确性，尤其是最大吸收剂量。详见 GB/T 18280. 3 部分的内容。

（四）灭菌剂量建立的方法

（1）标准详细介绍了剂量设定的方法、原理和步骤，以及注意事项和实例。

（2）根据不同的平均生物负载水平，选择剂量设定方法：

①平均生物负载在 0. 1 到 1 000 之间，可选择 VD_{max}^{25} 方法、方法 1 或方法 2。

②平均生物负载在 0. 1 到 1. 5 之间，可选择 VD_{max}^{15} 方法、方法 1 或方法 2。

③平均生物负载小于 0. 1，可选择 VD_{max}^{25} 方法、VD_{max}^{15} 方法或方法 2。

④或者可选择经过证实能够达到相同保证水平的其他方法。

（3）选择剂量设定的方法，还需要考虑：

①剂量设定的成本效益，需灭菌的产品数量 VS 剂量设定成本。

②微生物检测技术方面，工厂检测还是外包检测，实验室的技术实力。

③完成剂量设定所需的时间，等等。

（4）几种剂量设定方法的比较，见表 3 – 2。

表 3－2　几种剂量设定方法的比较

项目	方法 1	方法 2	VD_{max}
灭菌保障水平	都可	都可	10^{-6}
验证灭菌保障水平	10^{-2}（100 样品）	10^{-2}（100 样品）	10^{-1}（10 样品）
灭菌剂量	产品特性	产品特性	25kGy 或 15kGy
生物负载检测	不同 3 批次中各 10 样品	无	不同 3 批次中各 10 样品
样品准备数量	≥130（110）	≥580（640）	≥40（20）

①方法 1。适合于正常生产的工厂，生产环境相对比较稳定，设定的灭菌剂量比较接近实际情形，灭菌的成本比较合理，但剂量设定所需要的时间较长。

②方法 2。比较适合于生产环境控制很好的企业，生物负载比较低，剂量设定所需要的时间较短。

③VD_{max}方法。需要的样品量小，比较适合于高附加值的产品和在比较好的环境下制作的小批量订单的产品，例如骨钉、透析器等。剂量设定的成本相对较低、设定的周期时间短。尤其是 AAMI TIR33—2005 标准对 VD_{max} 方法进行了扩展，包括 15、17.5、20、22.5、25、27.5、30、32.5、35 多个灭菌剂量选择并已证实。

第四节　GB/T 18280.3—2015 解读

一、标准概述

本部分是 GB 18280 的第 1 部分和第 2 部分中与剂量测量相关的指南，描述了辐射灭菌过程的开发、确认和常规控制相关的剂量测量程序。

剂量测量能力是辐射灭菌不可分割的部分。剂量测量贯穿于灭菌过程开发、确认和常规监测的各个阶段。剂量测量应溯源到国家或国际标准。测量不确定度和剂量计响应受剂量计类型、测量时的环境温度和湿度等因素的影响，辐照商应评估这些影响。本部分提供了灭菌全过程剂量测量应用指南。

GB/T 18280.3 包括 11 个章节的内容和一个资料性附录。与剂量测量相关的内容主要包括：剂量测量、剂量测量系统的选择和校准、建立最大可接受剂量、建立灭菌剂量、安装鉴定、运行鉴定、性能鉴定、常规监测和控制。

资料性的附录介绍了辐照装置剂量测量数学模型的应用，数学模型分为点核法和蒙特卡罗法，可以近似地模拟辐照装置中光子或电子的迁移；通过剂量测量对计算结果进行验证，数学模型可用于剂量测量应用的最优化和剂量分布研究。

二、标准主要内容

1. 剂量测量

（1）标准要求在医疗器械辐射灭菌过程中进行吸收剂量监测，并用水吸收剂量来表达。

（2）剂量测量系统按照水吸收剂量进行校准。

（3）在本部分标准中，吸收剂量被称作剂量。

2. 剂量测量系统的选择和校准

（1）灭菌商须根据所加工的产品剂量范围要求，选择相适应的剂量测量系统，以满足在日常加工中所有产品的剂量测量范围要求，且能够获得准确和精确的结果。

（2）标准给出剂量测量系统的选择方法，在辐射灭菌过程中灭菌剂量的建立、确认和常规控制都需要测量剂量，不同的剂量测量系统用于不同的任务。例如，在灭菌剂量建立中，验证的剂量范围或增量剂量实验要求可能超过灭菌剂量测量系统本身推荐（和校准）的操作剂量范围，在这种情况下，应该选择另外的系统。常用的电离辐射剂量计有：

①灭菌商自己根据 JJ 标准配置的液体剂量计。

②英国国家实验室 Hawell 的剂量计。

③美国 GEX 公司的剂量计：B3。

④辐射灭菌中合适的剂量测量系统选择指南可以参照 GB/T 16640—2008。

（3）标准还规定剂量测量系统的校准要求：

①剂量测量须溯源到国家标准或国际标准。

②要求对测量系统的所有重要不确定度来源和大小进行评估，不确定度来源主要是辐照和测量过程中温度、湿度、剂量率和辐照与测量的时间间隔因素。

③同时要求在经正式认可或认证的实验室进行校准。

④在 GB/T 16640 中给出了详细的校准过程。

⑤在 GB/T 16509 中给出了估计和报告测量不确定度的信息。

3. 建立最大可接受剂量

（1）介绍了建立最大可接受剂量的方法，该方法是通过对产品或样品辐射远大于实际过程所预期的辐射剂量来实现的，通常采用 2 倍于产品的灭菌剂量进行试验。

（2）在完成最大可接受剂量试验后，需要对产品或材料进行性能监测，以判断辐射的最大剂量是否会改变产品或材料的性能。

（3）在建立最大可接受剂量过程中可以通过剂量累计监测的方法，来获得超过剂量测量系统量程的剂量。

4. 建立灭菌剂量

（1）该条款介绍了在建立灭菌剂量过程中涉及的剂量辐照试验和剂量实施要求。其中包括：

①剂量测量系统的选择。

②样品试验装载方式。

③剂量测量重复性。

④剂量辐照试验容器要求。

⑤验证剂量的剂量实施要求。

（2）灭菌剂量的建立方法在 GB 18280.2 中进行了描述，本条款中未做详细说明。

（3）为了确保样品辐照所实施的剂量准确性，需要注意如下几点：

①对于 γ 辐照，需要有专门的试验装置，或者是单独辐照，或者辐照容器的剂量分布研究能充分确保样品的吸收剂量在规定的范围内。

②监测实施到样品的最大和最小剂量，尤其是最大吸收剂量。

③为了确保实施剂量的准确性，样品可能会分成多批进行辐照。

5. 安装鉴定

（1）本条款主要介绍了 X 射线和电子束辐照装置在安装鉴定过程中及剂量测量的相关内容。对于 γ 辐照装置的安装鉴定没有专门的剂量测量要求，但是按照辐照装置规定，在安装鉴定过程中有必要进行剂量测量和/或剂量分布测量，该剂量测量类似于那些用在运行鉴定中的方法。

（2）GB 18280.1 对测定电子束或 X 射线辐照装置的特性有一定的要求。这些特性包括电子束或 X 射线的能量、平均束流，如合适，还包括扫描宽度和扫描均匀性。特性的详细资料取决于辐照装置的设计和结构。

（3）对于电子加速器，应考虑扫描频率、扫描宽度、脉冲重复频率（对于脉冲加速器）以及传送带速度之间的关系，这与电子束在产品表面的横截面分布有关，以确保有足够的重叠来满足剂量均匀度要求。

6. 运行鉴定

（1）标准介绍了辐照装置的剂量分布测试试验，确定剂量分布的可重复性和再现性；介绍了不同密度材料辐照相互影响试验、过程中断剂量分布试验、单独试验射线剂量分布和不满载辐照容器的剂量分布等试验；介绍了 γ 辐照装置、电子束辐照装置和 X 射线辐照装置运行鉴定的各项要求和方法。

（2）对于 γ 和 X 射线辐照装置来说，运行鉴定的剂量分布试验的数据，可用来描述辐照装置的剂量分布和重复性，并用来确定辐射过程中断、不同密度材料和不满载辐照容器对剂量的影响。通过运行鉴定进行的剂量分布试验获得的数据，通常能够提供各种情况下产品的最大剂量和最小剂量所处的位置，以及剂量不均匀度的相关信息。

（3）对于电子束装置来说，运行鉴定的剂量分布试验的数据，可用来描述辐照装置的剂量分布和重复性，并用来确定辐射过程中断对剂量的影响。剂量分布试验获得的数据，可以用来确定束流特性和传送速度与填充了已知密度均匀材料的辐照容器内或表面某一点处剂量大小之间的关系。标准还规范了常规辐射加工过程中的监测位置。通过运行鉴定剂量分布试验获得的数据通常能够提供各种情况下产品的最大剂量和最小剂量所处的位置，以及剂量不均匀度的相关信息。

（4）在每一选定密度下，应对足够数量（至少 3 个）的辐照容器进行剂量分布测量，以检测不同容器之间的剂量和剂量分布的差异。

（5）单个剂量计、剂量条或剂量片应布放成三维网格空间模式，以充分确定整个辐照容器体积内的剂量分布。剂量计的数量取决于辐照容器的尺寸和辐照装置的设计。

（6）为了评估辐射过程中断的影响，应实施一个独立的剂量分布试验或者进行附加剂量的计算。对附加剂量计算的合适性，应通过剂量测量来进行验证。

（7）剂量分布试验应该用来确定当辐照容器内的产品密度改变时对剂量和剂量分布的影响。可接受的密度范围也可以由此来决定。密度改变对剂量和剂量分布的影响，可以通过连续辐射两个不同密度的产品，同时对第一个产品密度的最后一个容器和第二个产品密度的第一个容器做剂量分布来确定。这些容器的数据应该和这些材料的均匀剂量分布数据相比较，以此来确定连续辐射两个不同密度材料时带来的额外剂量的变化情况。

（8）对特殊的传输系统（实验线）或者对于人工放置产品所指定的辐照固定位置（转台），必须进行一个单独的剂量分布试验。应考虑使用此类传送带或位置的条件状况对剂量测量的影响，例如剂量率和温度。

7. 性能鉴定

（1）标准中说明了医疗器械产品辐照加工的性能鉴定的用途和试验方法。性能鉴定的主要内容为产品的剂量分布试验，所获得的数据可用于识别产品内最大和最小剂量的位置和数值大小，并且能表示监测位置的剂量与这些剂量之间的关系。监测位置应该选择在辐照容器内（比如最小和最大剂量的位置）或者放置在邻近并且伴随辐照容器移动的一个独立的位置。在剂量分布试验中所得剂量的相关信息被用来确定过程参数，比如定时器设定或传送速度，以此得到不超过最大可接受剂量的特定的灭菌剂量。

（2）标准描述了 γ 射线和 X 射线吸收剂量的特性，对于产品中包含大量的足以造成局部屏蔽的物质，在利用 γ 射线或 X 射线辐射时，为了确定最大和最小剂量，有必要将剂量计布放在产品主要包装的内部。如果产品在辐照容器内能够移动并且对剂量分布有影响，在绘制剂量分布时应该引起重视，例如，防止产品在辐照容器内的移动。

（3）重复性剂量分布试验用于获得由于辐照装置变化、产品变化和剂量计不确定度引起的剂量改变的信息。建议至少进行三次试验（每次试验使用独立的辐照容器）或一次试验使用三个托箱来获得在统计学上有效的数据。通过大量的试验可提高测量值的可信度。重复性剂量分布试验在剂量极值区域布放剂量计也可能满足要求，而不用进行一次完整的剂量分布试验。

（4）在剂量分布试验中，剂量计应该遍及整个产品，并按照一个特定的模式放置。剂量分布试验应该有足够的细节来确定在被辐照时产品表面或内部最大或最小剂量的位置。显著的剂量梯度可能出现在独立的产品单元的表面或内部，在布放剂量计时应该考虑这些情况。每种情况都需要独立进行评估，有关剂量计布放的常规指南也在下面给出。数学模型方法，例如蒙特卡罗法或点核计算法，也能用来优化剂量计的布放位置。

（5）标准规定了不满载托箱的装载要求和模拟产品的使用。

（6）在 AAMI TIR29 和 Panel on Gamma & Electron Irradiation 中，提供了对实施确认数据分析和常规加工应用的进一步指南。

8. 常规监测和控制

（1）该条款规定了剂量计监测位置和监测频率的要求。

（2）剂量计监测位置的确定由性能鉴定的结果决定，通常可以使用最小、最大剂量区域或常规剂量监测点。

（3）剂量计监测频率依据装置的结构特点来定：

①对于γ射线加工，典型的做法是，根据性能鉴定所确定的剂量计放置位置，在产品每个灭菌批辐射加工的开始与末端放置剂量计，并保证在辐照过程中，任何时候辐照室内至少有一个剂量计。

②对于电子束或X射线加工，典型的做法是，根据性能鉴定所确定的剂量计放置位置，在每个灭菌批辐射加工的开始与末端放置剂量计。

第四章　湿热灭菌

第一节　GB 18278.1—2015 解读

一、国际标准的发展简介

医疗器械及药品的灭菌直接关系到人民群众的健康和生命安全，也关系到经济发展和社会稳定。蒸汽湿热灭菌具有无残留、不污染环境、不破坏产品表面、容易控制和重现性好等优点，作为一种成熟灭菌方式已有200多年的历史，但对于医疗保健产品灭菌的确认和常规控制，其标准发布时间并不长。最早发布的标准是1994年由国际标准化组织发布的ISO 11134：1994《医疗保健产品灭菌　确认和常规控制要求　工业湿热灭菌》，以及1997年发布的ISO 13683：1997《医疗保健产品灭菌　医疗保健机构湿热灭菌的确认和常规控制要求》。

2006年国际标准化组织又发布了ISO 17665：2006《医疗保健产品灭菌　湿热　第1部分：医疗器械灭菌过程的开发、确认和常规控制要求》，这份标准是在ISO 11134：1994和ISO 13683：1997的基础上，将工业灭菌和医疗机构湿热灭菌合二为一，统一规定了所有医疗保健产品的湿热灭菌均应满足该标准。

国外其他相关规范也规定了湿热灭菌工艺，例如，各国的GMP规范、PDA Validation of Moist Heat Sterilization Processes：Cycle Design，Development Qualification and Ongoing Control、《欧盟医药产品管理法规》第四卷之欧盟有关人用和兽用医药产品GMP指南（2008年3月）附录1无菌药品的生产及附录20质量风险管理等，均对湿热灭菌工艺提供了指导。

二、国内灭菌过程的发展简介

国内的湿热灭菌过程的开发、确认和常规控制走过了三个阶段。

第一个阶段（1998年之前）是初级阶段，观念落后，设备简陋，在最早的WS 2-85《立式压力蒸汽灭菌器》等标准的指导下，灭菌过程仅依靠检验菌片的最终灭菌结果，而不进行过程的确认及常规控制。当出现灭菌不合格情况时，无法提供足够的数据和文件依据，因而无法判断灭菌参数是否合适，灭菌不合格的原因要经过很多排查，即使这样也不一定可以找到。

第二个阶段（1998—2009年）是发展阶段。随着1998年GMP实施并在全国推行，全国消毒技术与设备标准化技术委员会（SAC/TC 200）于2000年和2006年分别对这两份湿热灭菌的国际标准进行了等同转换，产生了国家标准GB 18278—2000《医疗保健产品灭菌　确认和常规控制要求　工业湿热灭菌》和GB/T 20367—2006《医疗保健产品灭菌　医疗保健机构湿热灭菌的确认和常规控制要求》两个标准。同时，国家标准对人员、设备、过程、管理等多方面均提出了要求。随之，生产企业和医疗保健机构也逐步认识到湿热灭菌过程的开发、确认和常规控制的重要意义，并逐步开展了过程的确认。尤其在2006年的欣弗事件中，生产企业因为擅自更改灭菌工艺参数，导致9人死亡的严重后果发生后，湿热灭菌的确认和常规控制便越来越受到重视。

第三个阶段（2009年至今）是规范阶段。2010年新版GMP实施，在2017年1月1日实施的GB 18278.1—2015（IDT ISO 17665 -1：2006）正式发布前，凡是有条件和能力的生产企业和医疗保健机构，均已经按照英文版的ISO 17665 -1：2006开始进行鉴定和确认。随着湿热相关标准的完善，湿热灭菌过程的开发、确认和常规控制也越来越规范了。

三、标准条款简介

1. 概述

本标准与ISO/TC 198制定的系列灭菌过程的开发、确认和常规控制的标准的结构相一致，如GB 18279.1—2015（ISO 11135 -1：2007）环氧乙烷灭菌、YY/T 1276—2016（ISO 20857：2010）干热灭菌、YY/T 1464—2016（ISO 25424：2009）甲醛灭菌等，都分为术语和定义，质量体系管理要求，灭菌因子的特征描述，过程和设备的特征，产品确定，过程确定、确认，常规检测与控制，灭菌后的产品放行，保持过程的有效性等9个部分。GB 18278.1—2015的表A也给出了这些要素的目的、组成和责任方，更便于各方按照标准操作。

2. 术语和定义

与替代标准的术语和定义相比，GB 18278.1—2015中增加了很多术语，增加的术语有一部分是GB/T 19971（IDT ISO 11139：2006）《医疗保健产品灭菌　术语》范围内的，例如：开发（Development）、环境控制（Environmental Control）、灭菌负载（Sterilization Load）、重新鉴定（Requalification）等；还有一部分是仅针对湿热灭菌过程的术语，例如：空气探测器（Air Detector）、自动控制器（Automatic Controller）、密封包装产品（Contained Product）、维持时间（Holding Time）、负载配置（Load Configuration）、过程变量（Process Variable）、产品族（Product Family）、参考挑战装置（Reference Challenge Device）等。这些术语和定义，对湿热灭菌过程进行了详细的解释，帮助相关人员更加准确地理解标准，更好地执行标准。

3. 质量体系管理要求

ISO 17665 -1：2006是一个管理标准，本章对湿热灭菌过程的开发、确认和常规控制首先要考虑的一些问题，例如：人员、人员资质、职责、当发现不合格时需要采取的措施等，从质量体系角度提出了要求。

4. 灭菌因子的特征描述

GB 18278.1—2015的灭菌因子是湿热，也就是饱和蒸汽，下文中也着重提到了饱和蒸汽过程的特征。同时，也需要对湿热灭菌的材料以及环境的影响进行评估，以保证灭菌因子不会对材料和外部环境有不利影响。

5. 过程和设备的特征

过程和设备是湿热灭菌过程的开发、确认和常规控制实施时的必需条件。本章对过程和设备要求作了详细规定，设备特征描述中包括用于实施灭菌过程的设备、配套措施的操作程序以及对设备安装的要求。过程特征描述中增加了：

（1）包含了被允许进入灭菌室的任何液体、空气、气体或蒸汽中每种污染物的最大数量。这意味着从初级阶段关注灭菌效果，到关注灭菌过程的控制，再到关注初始污染菌的数量，标准关注的重点在不断变化，越来越关注过程及源头的控制，以及过程及源头因素对灭菌效果的影响。

（2）对被灭菌族的描述。这意味着产品可以按照灭菌族来区分，并且经评估后可以组合灭菌。

（3）对任何灭菌负载的尺寸和/或质量的限定。之前的标准仅对负载的体积有要求，本标准对质量也提出了要求，负载质量对热分布及热平衡影响都很大，需要作出限定。

（4）饱和蒸汽过程的要求在本标准中作为一项规定单独提出，并且很详细地规定了诸如饱和蒸汽浓度、参考负载干燥度等，饱和蒸汽质量也作为影响灭菌过程的一项非常重要的参数来考虑。

6. 产品确定

产品确定中引入了一个概念，即过程挑战装置（PCD）。在灭菌过程中，尤其是医院的消毒灭菌中，现在已经逐步使用过程挑战装置。在湿热灭菌过程中使用过程挑战装置，应先评估该装置，可以代表产品及包装系统对灭菌过程的挑战才可以使用。

7. 过程确定、确认

过程确定、确认是 GB 18278.1—2015 的重点，包括了过程参数的建立及重复性的验证。确认活动包括安装鉴定、运行鉴定和性能鉴定。

安装鉴定通常指设备到达顾客处的所有部件和安装后的所有仪表、零部件符合双方合同的约定以及设计确认的内容。设备的水、电、气等公用设施安装到位，能够满足湿热灭菌的要求。虽然通常说设备的安装鉴定，但是鉴定本质不是对设备的鉴定，而是对整个设备系统的鉴定，因为在设备进入正常湿热灭菌状态后，就不能只看到单个设备的运行，而是与该设备连接的公用系统和其他辅助设备的共同作用，所以在确认阶段就要以设备系统的观念执行设备安装鉴定。

运行鉴定关键在于检查安装完成后的设备能否达到所处正常灭菌过程中的性能要求。运行鉴定之前一定要明确该设备要达到的性能参数，在鉴定过程中调节设备控制系统，使设备在空载和负载的条件下都没有异常情况出现。运行鉴定实际上是对设备的所有湿热灭菌功能进行一次又一次的重现，以考察设备性能的实现和性能的稳定性。在运行确认的每一个阶段，所有的操作都要记录，并注意要记录设备运行鉴定阶段的重要参数。

性能鉴定是对过程的检验。性能鉴定包括物理鉴定和微生物鉴定。性能鉴定要涉及很多的测试仪器和最终验收准则，所有的测试仪器都要提前检验和检查，以保证最终测试结果的正确。最终验收准则首先是符合国家标准及法规要求。

性能鉴定和安装鉴定、运行鉴定一起形成了确认活动。

四、结语

随着国民经济的发展和科技的进步，我国的湿热灭菌标准从无到有，从粗放到细致，从杂乱到规范。随着湿热灭菌过程的开发、确认和常规控制标准的应用，我国灭菌行业将会更加规范和严谨，这对我国医疗和卫生事业的发展将会起到更大的作用，必将提高我国的医疗水平和人民群众的健康水平。

第二节　压力蒸汽灭菌器标准汇总及比较

压力蒸汽灭菌器既属于医疗器械，也属于消毒产品，部分压力蒸汽灭菌器也属于压力容器。

现对压力蒸汽灭菌器所适用的标准做一个简单汇总。

一、消毒产品标准

作为消毒产品管理的压力蒸汽灭菌器，其适用标准为《消毒技术规范》以及 GB 15981—1995《消毒与灭菌效果的评价方法与标准》。

二、压力容器标准

从容积大小简单来看，25L 以上的压力蒸汽灭菌器作为压力容器监管，25L 以下的压力蒸汽灭菌器不作为压力容器监管。

适用于压力容器监管的标准，主要有：

（1）GB 150　压力容器系列。

（2）TSG R0003—2007　简单压力容器安全技术监察规程。

（3）TSG Z0004—2007　特种设备制造、安装、改造、维修质量保证体系基本要求。

（4）TSG Z0005—2007　特种设备制造、安装、改造、维修许可鉴定评审细则。

（5）TSG R3001—2006　压力容器安装改造维修许可规则。

三、医疗器械说明

1. 适用于医疗器械监管的产品标准

适用于医疗器械监管的产品标准主要有：

（1）GB 8599—2008　大型蒸汽灭菌器技术要求　自动控制型。

（2）YY 0504—2005　手提式压力蒸汽灭菌器。

（3）YY 0646—2008　小型蒸汽灭菌器　自动控制型。

（4）YY 0731—2009　大型蒸汽灭菌器　手动控制型。

(5) YY 1007—2010 立式压力蒸汽灭菌器。

2. 关于灭菌器适用标准的梳理

根据现有的国家强制标准、行业强制标准以及《医疗器械注册管理办法》中对注册单元划分的重点，即按照结构和性能划分，蒸汽压力灭菌器有以下三个层次：

第一层次：按照大型、小型划分。

第二层次：按照自动控制、手动控制划分，此层次为型号。

第三层次：按照立式、卧式/台式划分，此层次为规格，同时可加具体的体积规格。

注：大型灭菌器称为卧式，小型灭菌器称为台式。

从产品性能来看，小型和大型差异比较大，遵循的产品标准不相同。

目前，针对产品性能方面的相关标准主要见表 4－1。

(1) 主要性能对比。

市场上销售、使用的大型灭菌器和小型灭菌器占整个蒸汽压力灭菌器市场的 90%，大、小型蒸汽灭菌器的产品标准及主要性能差异对比见表 4－2。

表 4－1 产品性能方面的相关标准

大型 自动型 立式灭菌器 优先执行 YY 1007	大型 自动型 卧式灭菌器 执行 GB 8599
小型 自动型 立式灭菌器 优先执行 YY 1007	小型 自动型 台式灭菌器 执行 YY 0646
大型 手动型 立式灭菌器 优先执行 YY 1007，补充执行 YY 0731	大型 手动型 卧式灭菌器 执行 YY 0731
小型 手动型 立式灭菌器 执行 YY 1007	小型 手动型 台式灭菌器 执行 YY 0646
手提式灭菌器 执行 YY 0504	

表 4－2 大、小型蒸汽灭菌器主要性能差异

序号	内容	YY 0646—2008	GB 8599—2008
1	灭菌室温度指示仪表	在 50℃～150℃数值范围内，精度至少为 ±2℃	在 50℃～150℃数值范围内，精度至少为 ±1% 在测量灭菌温度时，精度至少为 ±0.5℃

（续上表）

序号	内容	YY 0646—2008	GB 8599—2008
2	灭菌温度范围	在整个维持时间内，所有的可用空间和负载内的测量温度应： ——不低于灭菌温度 ——不超过灭菌温度 4℃ ——任意两点之间不超过 2℃	灭菌温度范围下限为灭菌温度，上限应不超过灭菌温度 +3℃
3	干燥度	灭菌结束时对于包装的负载，任何残余的水分不应造成湿包，而且不应对负载造成危害。对于包装袋内的水滴应在 5min 内蒸发 对于实心负载含水量应不超过 0.2% 对于多孔渗透性负载含水量应不超过 1.0%	小负载时织物干燥度： 按 6.8.4.1 的规定对灭菌器进行测试，试验样品质量增加应不超过 1% 满负载时织物干燥度： 按 6.8.4.2 的规定对灭菌器进行测试，试验样品质量的增加应不超过 1% 金属负载时干燥度： 按 6.8.4.3 的规定对灭菌器进行测试，测试负载的质量增加应不超过 0.2%
4	噪声	应不大于 70dB（A 计权）	应不大于 85dB（A 计权）

（2）主要检测要求对比。

大、小型蒸汽灭菌器的产品检测标准要求主要差异对比见表 4－3。

表 4－3　大、小型蒸汽灭菌器检测标准要求主要差异

序号	内容	YY 0646—2008	GB 8599—2008
1	测试负载	测试负载多、专业性强： 实心负载 A 类空腔负载 B 类空腔负载 多孔渗透性负载 多孔渗透性条状负载	仅测试三种负载即可： 橡胶负载（仅灭菌效果） 金属螺钉 织物负载
2	包装形式	分类细化： 未包装 单层包装 双层包装	分类简单： 金属篮筐（金属负载） 织物包布（织物负载） 纸塑包装（仅橡胶负载）
3	装载量	小负载 满负载	小负载 满负载

（续上表）

序号	内容	YY 0646—2008	GB 8599—2008
4	测试方案	空载测试 各种负载＋各种包装形式＋装载量的任意排列组合饱和蒸汽温度与时间测试　共计12种 各种负载＋各种包装形式＋装载量的任意排列组合干燥度测试　共计9种 灭菌室动态压力测试（任意2秒内压力变化不超过1 000kPa/min） 泄漏测试 各种负载＋各种包装形式＋装载量的任意排列组合灭菌效果测试　共计6种	空载测试 标准织物饱和蒸汽温度与时间测试＋满负载 金属干燥度测试 小负载、满负载织物干燥度测试 灭菌室动态压力测试（任意3秒内压力变化不超过1 000kPa/min） 泄漏测试 仅橡胶负载的灭菌效果验证

四、结语

通过本文的对比分析，希望大家能够对大、小型蒸汽灭菌器的相关要求有一个更细致的了解，能够帮助大家更好地判断大、小型蒸汽灭菌器的优劣，并能够设计、制造、选择、使用设备。

第三节　YY 1007—2010 解读

一、标准概述

YY 1007—2010《立式压力蒸汽灭菌器》于2010年12月27日发布，2012年6月1日起实施。立式压力蒸汽灭菌器的制造商，在设计、制造、检验方面都须执行YY 1007—2010《立式压力蒸汽灭菌器》规定的标准。新版标准是对YY 1007—2005标准加以修订，并参照GB 8599—2008《大型蒸汽灭菌器—自动控制型》和YY 0646—2008《小型蒸汽灭菌器—自动控制型》两份标准，在此基础上修订并发布的一份行业标准。

立式压力蒸汽灭菌器标准于2005年发布了第一版本的标准。根据国家食品药品监督管理总局关于国家标准修订计划要求，对原标准进行了修订。该标准由国家食品药品监督管理总局广州医疗器械质量监督检验中心、上海华线核子仪器有限公司、连云港千樱医疗设备有限公司组成的起草小组负责组织修订。图4－1展示的是立式压力蒸汽灭菌器的上面和正面照片。

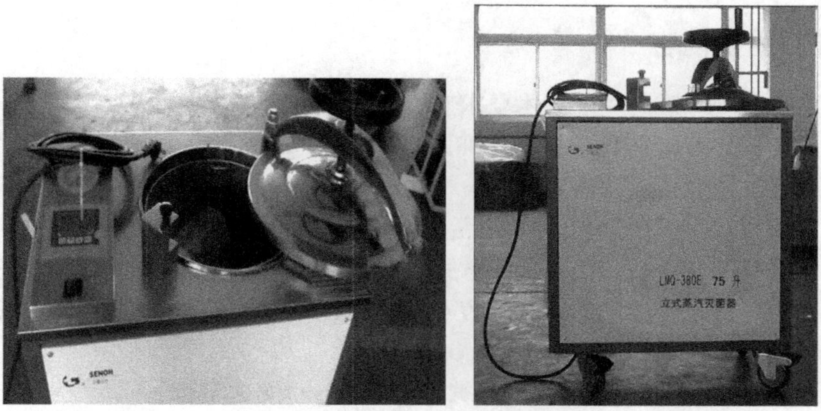

图 4-1　立式压力蒸汽灭菌器

本标准适用于额定工作压力为 0.25MPa 以下、灭菌室开口向上的蒸汽灭菌器。该灭菌器主要用于医疗卫生、科研等单位，用于医疗器械、实验室器皿、培养基以及非封闭液体或制剂等的灭菌。

YY 1007—2010 与 YY 1007—2005 相比，主要修改增加了“测试连接器”“噪声”“干燥度”等要求；增加了对自动控制型立式蒸汽灭菌器的电磁兼容性要求，即应全面贯彻 GB/T 18268《测量、控制和实验室用的电设备电磁兼容性要求》的规定；采用了 GB 8599—2008、YY 0646—2008 和 YY 0731—2009 中规定的“灭菌效果”和“温度参数”的要求及其试验方法，代替了原来 YY 1007—2005 的要求和试验方法；此外，还提出了对“供给水和蒸汽冷凝水的质量指标”的建议。图 4-2 是立式压力蒸汽灭菌器外设及名称。

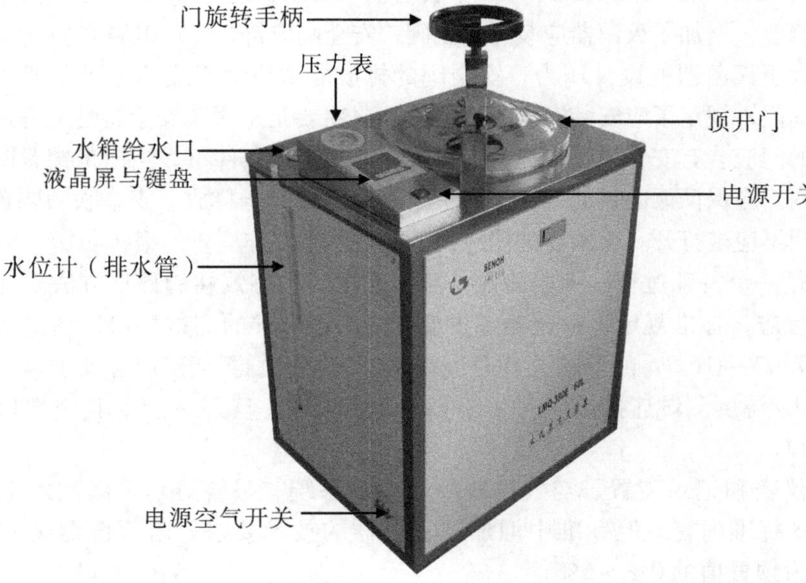

图 4-2　立式压力蒸汽灭菌器外设及名称

二、标准主要内容

YY 1007—2010 标准的主要技术要求有以下几个方面：

引用了 GB/T 19971、GB 8599—2008、YY 0646—2008 和 YY 0731—2009 标准中的术语和定义，并增加了立式灭菌器定义。

为了便于立式蒸汽灭菌器管理和产品上市前的注册，满足不同用户群体的使用，该标准对立式灭菌器按控制方式、气体置换方式、蒸汽供给方式、灭菌室结构形式这四种方法进行了分类。为了便于对标准的理解，表 4－4 列出了不同方式的分类内容，以供参考。

表 4－4　立式蒸汽灭菌器分类方法

分类依据	产品类别 1	产品类别 2
按控制方式	自动控制型	手动控制型
按气体置换方式	下排气式	真空式
按蒸汽供给方式	自带蒸汽式	外接蒸汽式
按灭菌室结构形式	带夹套结构	单层结构

蒸汽灭菌器在正常运行中会受到环境的影响，标准 4.1 条中规定了工作环境和使用条件：灭菌器正常运行的工作温度为 5℃～40℃；相对湿度为不大于 85%；大气压力为 70～106kPa。

标准规定设备正常运行的电源标准为 A. C. 220V ± 22V，50Hz ± 1Hz 或 A. C. 380V ± 38V，50Hz ± 1Hz。采用外部供汽的蒸汽源压力则应在 0.3～0.6MPa。标准的附录 A 提供了供给水质量指标，标准还规定了水质应不影响灭菌过程，不损坏灭菌器或灭菌物品。

YY 1007—2010 标准基本保留了 2005 年版的技术要求，但对 2005 年版压力容器和部件的要求进行了修改，增加了灭菌器应装有安全阀，安全阀应符合 YY 0154 的规定。安全阀的开启压力应不大于灭菌器的设计压力，安全阀的排放能力应大于或等于灭菌器的安全泄放量。对灭菌器的门，规定了应安装安全联锁装置，这主要是从灭菌安全特性上考虑，规定快开门式灭菌器的门应装有安全联锁装置，灭菌器在正常工作条件下，当门未锁紧时，蒸汽不应进入灭菌室内。应保证灭菌器的门在灭菌室内压力已被完全释放、安全联锁装置脱开后才能打开，否则门不应被打开。灭菌器的门应具备上述两项动作同步的报警功能。

灭菌过程是一个特殊过程，灭菌验证是确保灭菌效果有效性的评估方法。为了规范测试接口尺寸和标志，标准规定了灭菌器至少应装配一个标准的测试接口，测试接口管螺纹应符合 GB/T 7307－G1/2A 的要求，并应进行有效的密封。测试接口应处于容易接通灭菌室的位置，压力/温度测试连接器应有标记 PT/TT 和帽盖。蒸汽入口、真空端口和管道不能作为测试接口。

灭菌器的仪表和记录装置、空气过滤器、真空系统、报警显示、蒸汽发生器引用了 GB 8599—2008 标准内容。但标准中增加了定时器的技术要求。若灭菌器装有灭菌定时器，其误差应为预置值的 0%～5%。

在温度控制中基本引用了大型灭菌器国家标准，仅灭菌温度和灭菌维持时间与大型灭菌器有差异，如表4－5所示：

表4－5 灭菌温度与灭菌维持时间

灭菌温度	维持时间			
	大型蒸汽灭菌器—自动控制型	大型蒸汽灭菌器—手动控制型	小型蒸汽灭菌器—自动控制型	立式蒸汽灭菌器
121℃	>15min	>20min	>15min	>20min
126℃	>10min	>15min	>10min	>15min
134℃	>3min	>4min	>3min	>4min
执行标准	GB 8599—2008	YY 0731—2010	YY 0646—2008	YY 1007—2010

立式灭菌器结构独特，为了便于操作，容积不宜过大，容积尺寸一般都在50mL到300mL范围内，所以该产品尺寸在小型蒸汽灭菌器（内室容积不大于60L）和大型蒸汽灭菌器（内室容积大于60L）范围内，在测试时应根据容积大小分别选择大、小灭菌器的负载。常规情况下，立式灭菌器内室形状为圆形，在标准中用内径代替内室容积。

标准5.10条增加了压力控制器技术要求，在各额定工作压力下均应恒压，误差不大于+10%，且应不大于设计压力的规定。试验方法按灭菌器使用说明书的规定进行操作，将灭菌器加热至各工作压力时，观察各压力显示值是否符合标准的要求。

标准5.14条规定了干燥度。进行灭菌的医疗器械和卫生用品，灭菌后有干燥度要求。通常采用真空式立式蒸汽灭菌器。标准中规定了布单测试包的质量增加应不超过+1%；器械测试包的质量增加应不超过+0.2%；表面不得有湿迹；检验方法参照GB 8599标准的检验方法。灭菌前称量测试包的质量为m_1，灭菌后再称量测试包的质量为m_2，利用以下公式计算出测试包内水分变化，标准中规定以g为单位。

$$\Delta m=\frac{(m_2-m_1)}{m_1}\times 100\%$$

采用制造商规定的可装载的最大负载量，测试负载应均匀地放置在灭菌室的可用空间。标准中规定，对于灭菌室内径大于Φ500mm的灭菌器，采用GB 8599—2008中F.1的测试包；对于灭菌室内径不大于Φ500mm的灭菌器，采用YY 0646—2008中E.1的测试包。

应设置若干个尺寸相当于1个标准灭菌单元的篮筐。

所用的生物指示物应符合GB 18281.3或国家有关要求，且为同一批次生产。

大型蒸汽灭菌器和小型蒸汽灭菌器都是非等效采用了EN 0286和EN 13060的欧盟标准，在起草中参照了这两个标准的条款。而立式压力蒸汽灭菌器标准的起草根据国情进行了修改。在标准的检验规则、标志、使用说明书、包装、运输、贮存上采用了上述两个标准内容。

本标准安全要求执行GB 4793.1—2007《测量、控制和实验室用电气设备的安全要求 第1部分：通用要求》和GB 4793.4—2001《测量、控制和实验室用电气设备的安全要求 第4部分：实验室用处理医用材料的蒸压器的特殊要求》。电磁兼容执行GB/T 18268标准要求。

第四节 YY 0791—2010 解读

一、标准概述

YY 0791—2010《医用蒸汽发生器》标准于 2010 年 12 月 27 日发布，2012 年 6 月 1 日起实施，该标准由连云港千樱医疗设备有限公司、国家食品药品监督管理总局广州医疗器械质量监督检验中心等单位负责起草。标准规定了医用蒸汽发生器的术语与定义、型式与基本参数、要求、试验方法、检验规则、标志与使用说明书以及包装、运输、贮存。

医用蒸汽发生器应用于医疗单位供清洗、消毒和灭菌。其设备产生的蒸汽主要用于蒸汽灭菌器、清洗消毒机、医用超声波清洗机等设备，见图 4－3。医疗机构用于消毒和灭菌的设备需要的蒸汽压力通常不大于 0.8MPa，所以标准对输出的蒸汽压力限定了最大值。YY 0791—2010 标准规定了采用电加热产生蒸汽的医用蒸汽发生器，该标准不适用于如燃油、燃气和热交换等其他方式提供蒸汽的蒸汽发生器。为了确保灭菌设备、清洗消毒设备等医用设备使用的蒸汽符合要求，避免因供汽的质量不合格导致消毒和灭菌失败并缩短设备的使用寿命，减小设备在使用过程中发生安全事故的概率，国家食品药品监督管理总局发布和实施了医用蒸汽发生器的行业标准。

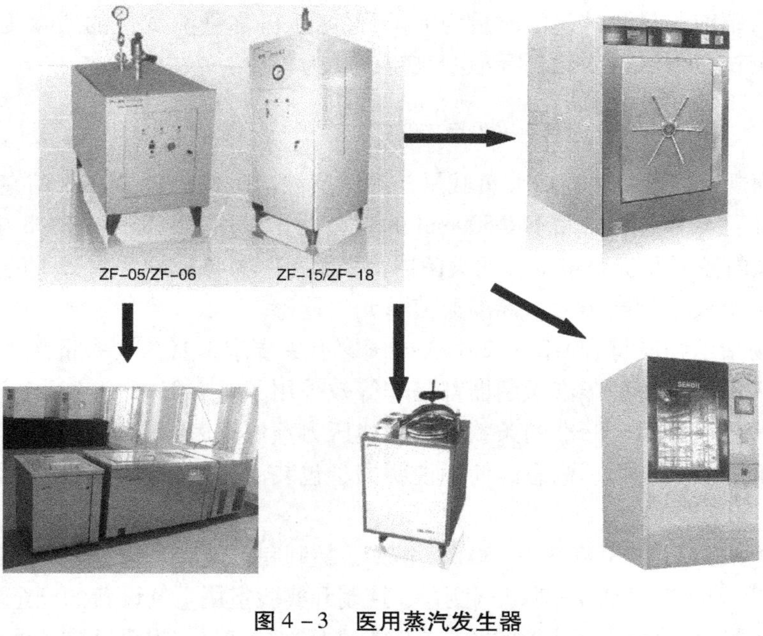

图 4－3 医用蒸汽发生器

二、标准主要内容

YY 0791—2010《医用蒸汽发生器》标准从产品的外观和尺寸、压力容器、材料、附件（如安全阀、压力控制器、水位开关）、显示和指示装置、电气安全、环境试验、标志和使用说明书等几个方面提出了技术要求，制造商生产的医用蒸汽发生器应符合该行业标准的要求。该标准 3. 1 条引用了 GB/T 19971—2005 中的术语和定义，并定义了医用蒸汽发生器为通过电加热产生蒸汽，提供医用蒸汽的设备，该设备通常由缸体、控制系统、加热系统等组成。为了便于标准的执行，本书对标准中主要的条款和难点进行解读，解读共分 16 个要点，内容如下：

1. 外观与结构

图 4 －4 是常规的蒸汽发生器的结构示意图。

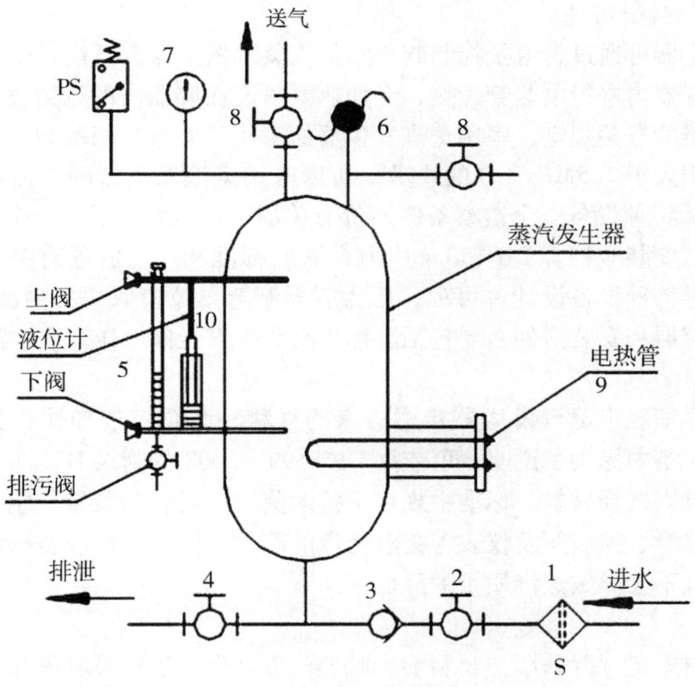

图 4 －4 常规的蒸汽发生器结构示意图

标准中根据医用蒸汽发生器的结构形式、控制方法进行了分类。结构形式主要按缸体放置方式分为立式和卧式，立式蒸汽发生器是指缸体垂直安装在设备里；卧式蒸汽发生器是指缸体水平安装在设备里。按控制方法分为自动控制型和手动控制型。自动控制型蒸汽发生器指设备设定参数值后，运行中自动控制，不用人为进行控制。而手动控制型指设备运行过程中，某些动作需要手动完成。不管是哪种类型的蒸汽发生器，其工作原理都是将水通过管路加入容器内，当水上升到上水位时，加热装置开始加热，经过一段时间后容器中的水变成蒸汽，产生压力，通过压力或温度传感器，将容器中的压力或温度信号传递到控制器，由控制器控制的电路，控制加热装置和供水装置，保证容器内的蒸汽压力处于规定的范围内。在运行过程中，通过液位计、水位控制器等装置，保证容器加水满足运行要求。通过防干烧装置防止容器缺水，避免出现干烧等事故。蒸汽发生器主要由缸体、控制系统、加热管、管路系统等构成。

根据蒸汽发生器的结构特点，标准5.2条规定了其外形应整齐，不应有明显的凹凸、划伤等缺陷。控制和调节机构应灵活可靠，紧固件应无松动。蒸汽发生器进水管路的设计应能够防止回流。

2. 型式和尺寸

国内生产蒸汽发生器的制造商很多，为满足用户要求，产品设计的外形结构和尺寸也不尽相同，制造商生产的产品多样化，在符合本标准安全要求的基础上，标准给制造商更大的设计和开发空间，制造商可制造多种多样的蒸汽发生器结构形式。标准规定制造商要按照所提供的图纸和技术文件要求来检验产品，通过量具测量判断产品是否符合要求。

3. 压力容器、安全附件

医用蒸汽发生器可通过管道及控制阀将水加入蒸汽发生器容器内，也可通过水泵将水抽到容器内。在容器内进行电热管加热，经加热的蒸汽在容器内的压力通常达到0.8MPa。根据我国压力容器的有关规定，医用蒸汽发生器的工作压力与容积的规格，已经超过了压力容器规定的乘积大于2.5MPa·L的要求，所以医用蒸汽发生器的缸体和安全附件属于压力容器。根据《特种设备安全监察条例》等有关规定，压力容器和安全附件的设计、材料、制造、检验、安装应符合GB 150《压力容器》标准和压力容器有关规定，压力容器的设计单位应取得特种设备设计许可证，压力容器制造单位应取得特种设备制造许可证。蒸汽发生器压力容器和安装附件主要包括缸体、封头、安全阀、压力表、液位计等。

4. 材料

标准中没有详细规定蒸汽发生器接触蒸汽的材料和装置应选择什么类别和型号的材料，但在标准4.5条中提供了说明，可依据GB 8599—2008的附录D内容，按照不同材料组合和材料的要求来选择材料。标准中规定了接触蒸汽的材料和装置，主要是指缸体、法兰盘、管道、电热管、控制阀及仪表等接触蒸汽的部件，所用材料应符合能耐蒸汽和冷凝水腐蚀的要求，且不会导致蒸汽质量的降低。

5. 隔热材料

标准4.5条中规定“除非隔热材料会影响蒸汽发生器的运转及其操作，否则，容器及管路外表面都应是隔热的，以尽量减少热量的散发”。本条规定要求确认蒸汽发生器容器及管路等是否采用保温材料进行隔热，隔热效果是否满足要求。如果没有隔热材料，可能会直接导致蒸汽发生器的热量通过部件向外传递或散发。若散发到控制系统，会引起控制元器件温度上升，温度过高时会影响控制系统正常运行或导致死机，进而引起设备的误动作或停机。当容器热量传递到设备的外部时，过高的温度易造成操作者灼伤。另外，若缺少隔热材料，蒸汽通过容器、管道和装置时会导致蒸汽损耗。标准对隔热材料提出了要求，所以容器和管路等传热部件的外部应安装隔热材料。

6. 安全阀

安全阀除应符合GB/T 12241的规定外，该标准还规定了安全阀开启压力应不大于蒸汽发生器设计压力；安全阀的排放能力应大于或等于蒸汽发生器的安全泄放量，这些要求已在容器规定中提出。

7. 电热管（适用电热管加热）

医用蒸汽发生器主要提供医用消毒和灭菌设备的蒸汽。蒸汽通过电热管加热产生热量，热量传入水中，使水汽化成蒸汽，标准中要求电热管应安装牢固，有效密封。电热管应符合 JB/T 2379 标准的要求。

8. 压力、温度指示装置

饱和蒸汽压力与温度可以进行换算，通过测量蒸汽压力可计算出蒸汽的温度，因此标准中没有强制要求安装温度表，但标准中规定蒸汽发生器一定要安装压力表，安装的压力表应符合 GB 1226 的要求，压力表在工作范围内精度至少为 ±1.6%；对模拟式仪表，刻度分度值不大于 20kPa；对数字式仪表，分辨率为 10kPa 或更好。如果蒸汽发生器装有温度表，温度表精度至少为 ±2℃；如果装有模拟式仪表，刻度的分度值不大于 2℃；对于数字式仪表分辨率为 1℃或更好。

9. 指示装置、液位显示、水箱

为保证蒸汽发生器正常运行，标准规定蒸汽发生器除应装有处于通电和加热的指示装置外，还应装有液位显示装置。为了保证每次提供的水量满足一个运行周期的需要，蒸汽发生器不仅安装了水位控制器，还安装了液位显示装置，操作者通过液位显示装置，观察容器内水位的高低，判定容器内是否缺水。标准中没有强制要求必须安装一个供蒸汽发生器用水的水箱，该水箱也可采用外接式。如果水箱作为蒸汽发生器的一部分，那么水箱和水箱连接管路不应漏水，水箱应设有观察口，可以通过观察口清洁水箱和检查水位。标准中还规定了水箱和连接的管道应装有排空水箱液体的阀门或其他装置。

10. 饱和蒸汽压力的时间

标准中规定了蒸汽发生器的一个主要指标是单位时间内将缸体内的蒸汽压力升到规定的值，它是衡量加热管的功率与缸体容积是否匹配的指标。如果加热系统选择得太小，而缸体容积较大，蒸汽供应不足，就不符合标准的要求。为了给出一个可以检验的定量值，标准中规定了达到最高饱和蒸汽压力值时，所需时间应不大于 40min。但 40min 加热时间又受环境温度和水温的较大影响，所以标准中又增加了蒸汽发生器试验起始水温应设定在 20℃ ±5℃的规定。

11. 控制系统

为保证蒸汽发生器正常运行，本标准除规定了设备应满足电气安全的要求外，还增加了 5.12 条规定的控制系统的要求。如控制蒸汽发生器最高工作压力值不大于 0.8MPa，保证蒸汽发生器内的压力恒压误差不大于 ±8%。蒸汽发生器应安装控制系统，应能通过控制系统完成预先设定压力，通过压力传感器传递压力信号，通过控制系统处理信号，控制电路运行，保证电热管和供水系统正常工作。蒸汽发生器通过蒸汽发生器压力控制装置控制容器内的压力范围。标准还规定蒸汽发生器应装有液位控制装置，当设备达到下水位时，自动加水；当水位加到上水位时，自动断水，控制水位的范围。蒸汽发生器应装有防干烧保护装置，当容器内水量不足，处于干烧状态时，应自动保护。当故障出现时应有声报警，及时通知操作人员，以采取应急措施。

蒸汽发生器控制系统的检验方式，在标准中主要提到了如下几种：

（1）检查技术文件和证明资料是否齐全。

（2）按产品说明书规定方法实际操作，检查蒸汽发生器运行过程是否正常。

（3）通过人工模拟泄放容器中蒸汽，使容器内的压力下降，观察蒸汽发生器上的表压，当低于设定的最低压力时，蒸汽发生器是否自动接通加热电源，并进行持续加热；当超过设定压力范围时，是否停止加热，以此判断压力控制系统是否正常工作。

（4）当容器内水位刚好降到低水位时，观察是否自动加水；当水位刚好加到高水位时，观察是否停止加水，判断液位控制系统是否合格。

（5）模拟运行过程，将蒸汽发生器容器内的水放到不足量时，使其处于干烧状态，观察蒸汽发生器是否自动保护。

12. 报警信号

蒸汽发生器运行过程中出现故障和停止运行时应有报警。报警通常采用声报警和光报警。本标准要求应装有报警装置，当出现故障时，至少应有声报警；报警声强应不小于85dB（A计权）；报警信号应至少保持10min，或者持续到操作人员消除为止。通过人为导致缺水、运行中断等故障，观察报警状况。

13. 密封性能

蒸汽发生器由容器、法兰盘、管路、阀和水泵等组成。蒸汽发生器在运行过程中蒸汽压力大，如果在安装过程中，制造商不按规定安装或选择不符合要求的材料等，都易引起蒸汽渗漏现象。标准规定了如何检验蒸汽发生器在最高额定工作压力下，各部位有无渗漏现象。其检验方法是：将蒸汽发生器输出设备加到最高工作压力后，持续20min，观察蒸汽发生器各部位有无渗漏现象。

14. 噪声

因蒸汽发生器在正常运行时，水泵等部件会产生噪声，所以标准中规定了噪声应不大于65dB（A计权）。标准给出的检验噪声的方法为：在蒸汽发生器正常运行时，用声级计在离蒸汽发生器表面1m，离地面高度1m，分左、右、前、后四个方向测量其噪声。

15. 安全性能

本标准安全性能选择了GB 4793.1—2007电气安全标准对应条款的要求。

16. 环境试验

蒸汽发生器通常都是在湿度和温度较高的条件下运行，为保证设备的正常运行和贮存，蒸汽发生器要进行环境试验，环境试验按GB/T 14710的要求进行。

第五节 GB 8599—2008 解读

一、标准概述

GB 8599—2008《大型蒸汽灭菌器技术要求—自动控制型》，由中华人民共和国国家质量监督检验检疫总局和中国国家标准化管理委员会于2008年12月12日发布，此标准与EN 285—2006《灭菌 蒸汽灭菌器 大型蒸汽灭菌器》的一致性程度为非等效。本标准规定了《大型蒸汽灭菌器技术要求—自动控制型》的术语和定义、分类与基本参数、要求和试验方法，本标准用于代替GB 8599—1988和GB 8600—1988。GB 8599—2008标准实施时间为2009年12月31日。

二、标准主要内容

1. 术语与定义

此部分将标准所涉及的专业术语和定义进行了表述，明确了其含义及范围。另说明GB/T 19971—2005和GB 18281.1—2000确立的术语和定义亦适用于本标准。其具体内容包括：各处理流程的定义和命名；设备及其各主要结构的定义；设备控制部分的定义；设备运行过程参数的定义以及所用到的术语等。

2. 分类与基本参数

此部分详细阐述了灭菌器的分类和基本参数。

3. 要求

此部分主要内容有：对设备工作条件和相关结构材料的要求；对设备控制系统的要求；对设备各主要部分进行详细的参数规定和功能要求；对设备整体性能的要求；对设备运行造成的环境影响和设备安全要求；对供应商所提供的设备信息的要求等。

4. 试验方法

此部分按照条款5的各项要求，提出了详细、具体的试验和检测方法。

5. 附录

此部分包含资料性附录和规范性附录，描述了相关部分要求的详细参数和详细的试验方法。

三、标准的特点

（1）对设备安全性提出了更严格的要求。

本标准对应于GB 8599—1988和GB 8600—1988，对灭菌器安全性提出了更严格的要求。如标准中规定：“5.3 材料 与蒸汽接触的材料应：a）能耐受蒸汽以及冷凝物的侵蚀；b）不会导致蒸汽质量的下降；c）不会释放出导致危害健康及环境的有毒物质。”“5.7.1.5　在自动控制器发生故障的情况下，应有安全装置使灭菌室内的压力安全地回到大气压力的状态，并允许装载门打开。”“5.9　噪声　灭菌器在灭菌周期内正常运行时不得有异常杂声，其噪声应不大于85dB（A计权）。”这些标准条款都对灭菌器设备的安全性提出了更严格的要求，进而保证灭菌器在不影响环境的情况下安全使用。

（2）对设备的使用条件和环境提出了更详细、更高的要求。

本标准对应于GB 8599—1988和GB 8600—1988，对灭菌器的使用条件和环境提出了更严格的要求。如标准中规定：“5.1.1　灭菌器正常工作应满足下列条件：a）环境温度：5℃～40℃；b）相对湿度：不大于85%；c）大气压力：70kPa～106kPa；d）使用电源：交流220V±22V，50Hz±1Hz或交流380V±38V，50Hz±1Hz；e）蒸汽汽源压力：0.3MPa～0.6MPa。”“5.1.2　蒸汽和水的质量，参见附录C。”这些详细的设备使用要求和条件，使灭菌器能更加可靠地运行和使用。

（3）对设备的性能提出了更详细、更高的要求。

本标准对应于GB 8599—1988和GB 8600—1988，对灭菌器的性能提出了更详细、更高的要求。如标准中规定：“5.5.4　真空系统　用于空气排除和干燥，制造商应明确满足本标准要求所需的最低真空度。注：为了满足负载干燥要求，宜采用等于或小于4kPa的真空系统。”“5.8.1.1　按6.8.1.1的规定对灭菌器进行测试，整个BD测试指示物应变色均匀。”“5.8.1.2　按6.8.1.2的规定对灭菌器进行测试，化学指示物的变色应能达到制造商规定的终点。”“5.8.4.1　小负载时织物干燥度　按6.8.4.1的规定对灭菌器进行测试，试验样品质量增加应不超过1%；5.8.4.2　满负载时织物干燥度　按6.8.4.2的规定对灭菌器进行测试，试验样品质量的增加应不超过1%；5.8.4.3　金属负载时干燥度　按6.8.4.3的规定对灭菌器进行测试，测试负载的质量增加应不超过0.2%。”对设备这些性能的要求使设备的使用性能大大提高，进而满足用户越来越高的要求。

（4）对设备提出了更人性化的要求。

本标准对应于GB 8599—1988和GB 8600—1988，对灭菌器提出了更人性化的要求。如标准中规定：“5.6.1.4　双门灭菌器　灭菌器的两端应至少包括有：a）灭菌室的压力指示；b）有可见指示信号，表明‘门已锁定’；c）有可见指示信号，表明‘周期进行中’；d）有可见指示信号，表明‘周期完成’；e）有可见指示信号，表明‘故障’。”“5.7.1.1　灭菌器的自动控制系统应能预设一个或多个灭菌周期。”这些要求使设备更加人性化，方便用户实际操作和应用。

四、结语

随着国民经济的发展，旧的蒸汽灭菌器标准已经远远满足不了行业发展的需要，因此新标准的制定和实施十分及时。

随着标准的应用和科学的进步，我国蒸汽灭菌器设备行业将会更加规范和严谨，这对我国灭菌器行业的发展将会起到更大的作用，使国内产品向国际先进一流产品迈进，进而也必将推动国民经济的发展。

第五章　指示物

第一节 GB 18281.1—2015 解读

一、标准概述

本部分代替 GB 18281.1—2000《医疗保健产品灭菌 生物指示物 第1部分：通则》。本部分与 GB 18281.1—2000 相比，主要技术变化如下：

（1）增加了自含式生物指示物的具体信息。

（2）增加了对标签的综合要求的图表。

（3）增加了生物指示物的使用关于具体的最低生物量和/或抗力标准的范围等其他方面的要求，这些范围在产品标签上有详细说明。

本部分等同采用 ISO 11138-1：2006《医疗保健产品灭菌 生物指示物 第1部分：通则》（英文版）。本部分与 ISO 11138-1：2006 主要差异如下：

（1）按照 GB/T 1.1 的要求进行了一些编辑上的修改。

（2）删除了国际标准的前言。

（3）删除了国际标准的参考文件。

（4）对于本部分中引用的其他国际标准，若已转化为我国标准，本部分将引用的国际标准号替换为相应的国家或行业标准号，并注明采用关系。

二、标准主要内容

GB 18281.1—2015 规定了用于灭菌周期监测的生物指示物（包括染菌载体和菌悬液）在生产、标签、检测方法和性能等方面的通用要求。

（一）生产

1. *菌悬液*

合适的培养基和培养条件应能保证稳定地生产出符合本部分和 GB 18281 其余部分性能要求的试验菌悬液。菌悬液培养基应不影响试验微生物的稳定性，同时要与染菌载体和生物指示物制造工艺和材料相兼容，即不影响生物指示物和染菌载体的性能。收集及随后的处理方法应保证，载体染菌时使用的菌悬液不含有可能对染菌载体或生物指示物的效能产生不良影响的培养基残留物。

2. *载体、初级和次级包装*

载体、初级和次级包装的材料应不得含有任何对生物指示物的性能产生不良影响的污染物（物理的、化学的或微生物的）。载体、初级和次级包装以及特殊的储藏条件的标识应符合本标准要求，保证生物指示物在有效期内性能良好，达到标准规定误差范围。制造商应向购买者提供每种载体尺寸的最大值和最小值。在灭菌过程中或灭菌后，载体和初级包装应不得残留或释放任何物质到培养基，否则会抑制少量存活菌在培养条件下的生长。应按附录B进行试验，检查是否符合这一要求。载体、初级和次级包装使用前应耐受预期的运输和处理，保证无破损。用于载体和初级包装的原材料应能经受暴露于灭菌过程，以保证染菌载体和生物指示物性能在预期用途下稳定。应通过观察灭菌过程中载体和初级包装暴露于极限变化范围及其物理和化学变化的程度来检验是否符合标准。生物指示物的制造商应研究灭菌条件，并对生物指示物灭菌条件的适用性进行测试。

3. 染菌载体

制造染菌载体的材料应确保暴露于灭菌过程中不会变形、熔化、腐蚀或发生其他损坏，以免影响染菌载体的使用。除非制造商已经证明多个菌种的使用不会严重影响在特殊灭菌过程中试验微生物的性能，否则只能采用同一株试验微生物，制备一批染菌载体。接种前，应依据 GB 18278.1、GB 18279.1、GB 18280.1 ~ GB 18280.3 的相关灭菌方法，对载体进行灭菌。如果灭菌不可行，接种前应依据 GB/T 19973.1 建立可接受的生物负载量限度要求。载体的接种应保持一致的微生物数量。

4. 生物指示物

应把单个载体分别装入初级包装内作为生物指示物。预期适用的初级包装应被确认，包装应符合国家标准（见 GB/T 19633.1 和 GB/T 19633.2）。

5. 自含式生物指示物

自含式生物指示物的性能应经过验证，其中包括经过灭菌过程后试验微生物在培养基中的恢复能力。

（二）标签（制造商提供的信息）

1. 标签说明

每批菌悬液、染菌载体和生物指示物的标签上应有以下说明：

（1）可追溯生产过程的唯一性编号。

（2）试验微生物的名称。

（3）适合菌悬液、染菌载体和生物指示物的灭菌工艺。

（4）按照 GB/T 7408 规定的方式标明失效日期，例如，××××年××月××日。

（5）制造商的名称、商标、地址或其他识别方法。

2. 使用符号

在适当的地方使用国际公认的符号（见 4.1.3 和 YY/T 0466.1）。

（1）每批产品的外包装应该包括该标准的表1（即 GB 18281.1—2015 的表1）中给出的信息。

（2）标签使用的符号可参照 YY/T 0466.1 的规定。

（三）抗力要求

1. 抗力通用要求

每批次/批量生物指示物的抗力应经过试验，以证明符合本标准及其他部分的性能要求。某些灭菌过程中使用不符合本标准要求的生物指示物的最小菌量和抗力，需确定和明示，并被公认。能够提供以下信息的生物指示物是可以被接受的：

（1）符合本系列标准其他所有要求（包括菌量和抗力的检测方法）。

（2）产品信息中，包括了对活菌数和抗力的详细说明。

（3）当菌量和/或抗力（若适用）低于本标准相关部分的规定值时，产品标签要有明确警示。

（4）抗力试验应包括活菌计数和抗力特性的测定。

2. 试验微生物

（1）试验微生物的数量。

应确定活菌数量。在有效期内，制造商或第三方机构利用制造商给出的方法检测出活菌的数量，应介于制造商标定值的50%到300%之间。

（2）抗力特性的确定。

抗力特性的确定应使用以下至少两种方法的组合：

①通过建立灭活曲线测定 *D* 值。

②通过部分阴性分析法测定 *D* 值。

③验证存活—杀灭反应特性。

由这些试验获得的数值必须在本标准其他部分规定的范围之内。在生物指示物标签上至少标有两个上述数据。在有效期内，利用制造商给出的检测方法，检测标定的 *D* 值，范围应在 ±20% 之内。理想状态下，灭活曲线在整个灭活区间呈线性关系。实际上有些误差，但是线性应保持在可接受范围之内。通过计数法建立的存活菌的抗力曲线大于 5×10^1，而通过部分阴性分析法基于存活试验微生物统计分析建立的曲线则低于 5×10^1。通过两种方法获得的 *D* 值有良好的相关性，与线性灭活曲线无严重偏差。用所得的全部存活菌数的常用对数值的一半对时间作图，所得曲线的线性相关系数必须不小于 0.8。

（四）储存和运输

应遵照试验微生物悬液的存储和运输条件，确保试验微生物悬液符合本部分和 GB 18281 其他部分的要求。对染菌载体的包装方式应不影响其标明的数量和每个染菌载体的性能。应遵照染菌载体的存储和运输条件，确保染菌载体符合本部分和 GB 18281 其他部分的要求。单独包装的生物指示物应放入次级包装中才能进行运输和储存。用于运输和储存的包装应确保生物指示物符合本部分和 GB 18281 其他部分的要求。

三、实际应用

医疗保健产品在进行灭菌监测时使用的生物指示物应符合本标准的要求。当生物指示物应用于灭菌控制与常规控制时，应符合 ISO 17665 -1：2006 的规定。生物指示物用途广泛，在灭菌监测中所起的作用正日益为人们所重视。

（一）生物指示物发展的历史

Ecker（1937）推荐使用由干燥泥土制成的生物指示物，许多欧洲微生物学家纷纷仿效并改良了他的方法。使用这种生物指示物的依据是，作为试验材料的泥土样品，与外科和医学设备所引起的感染间有一定的关联。大多数美国微生物学家是将细菌的芽孢放在纸片上，其作用明显优于泥土样品做成的生物指示物。

美国国立卫生研究院（National Institutes of Health，NIH）首先（1955 年）使用嗜热脂肪芽孢杆菌制备生物指示物，因为该菌无致病性、无热源、无毒，而且对压力蒸汽灭菌的抗力在所有微生物中最强。美国 AMSCO 公司于 1957 年在芝加哥举行的全美医院协会年会上推出了世界上第一款市场化的生物指示物。Merck 公司首先生产出自含式生物指示物，即将指示菌和培养基一起封于安瓿中，并加入 pH 值指示剂以指示有无细菌生长。而 3M 公司应用生物荧光法技术，将生物指示物的培养时间显著缩短。目前市场上出现了针对新灭菌方法，即用过氧化氢低温等离子灭菌的方法来进行监测的生物指示物。

（二）生物指示物在医疗机构中的应用

使用生物指示物监测灭菌过程与结果的方法，在国内医院灭菌和工业灭菌中都得到了广泛的使用。对于医院灭菌，根据卫生部行业规范 WS 310.3—2009《医院消毒供应中心 第 3 部分：清洗消毒及灭菌效果监测标准》的要求，不同灭菌方式生物监测有不同的最低监测频率要求；植入型器械或者采用新的包装材料和方法进行灭菌时，也应该采用生物监测方法。当灭菌器新安装、移位和大修之后，应在物理监测、化学监测通过后连续进行三次生物监测，合格后灭菌器方能使用。

（三）生物指示物抗力性能参数的应用

1. *D* 值

D 值是在设定的条件下，灭活 90% 的试验微生物所需的时间或剂量；*D* 值可通过建立灭活曲线测定或通过部分阴性分析法测定，请参考本标准附录 C 和附录 D。如图 5－1 所示，在 *T*℃ 的灭菌条件下，微生物数量由 10^4 下降为 10^3 所经历的灭菌时间即为 *T*℃ 的 *D* 值，或者说在 *T*℃ 的灭菌条件下，每经过 *D* 值的时间，微生物数量就减少 90%。对于初始微生物数量为 10^6，经历 12 个 *D* 值的灭菌时间，就达到理论上的 10^{-6}，这就是医疗机构灭菌所要达到的无菌保证水平（SAL）。

2. *z* 值

z 值（适用于湿热灭菌或干热灭菌）是使 *D* 值变化一个数量级所需温度的数值；是芽孢耐热性随温度变化而变化的特性。如图 5－2 所示，即温度每变化一个 *z* 值，生物指示物 *D* 值将会改变一个对数单位。如果生物指示物的 D_{121} 为 1.6 分钟，那么 D_{129} 即为 0.16 分钟，D_{113} 为 16.0 分钟。湿热灭菌通常设定在一个小的温度范围以内，例如 110℃～135℃之间，因此，在实际使用中，通常将经验测试值 *z* 看作一个常量，常规灭菌程序设计和评估中 *z* 值取 10℃。*z* 值可由几种方法确定，采用得最多的方法还是通过 *D* 值的测试来确定 *z* 值。在不同温度下测得一组 *D* 值，取对数，然后以 *Y* 轴为 *D*，*X* 轴为温度作图。将数据点连成一条直线。*z* 值是 *D* 值改变一个对数单位所对应温度变化的度数，例如由 2.0 分钟变为 0.2 分钟，或者由 0.3 分钟变为 3.0 分钟。与 *D* 值类似，*z* 值是此直线斜率的负倒数。

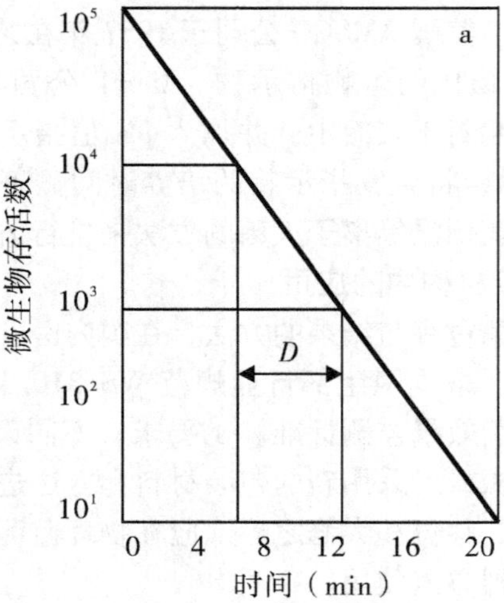

图 5－1　*D* 值示意图

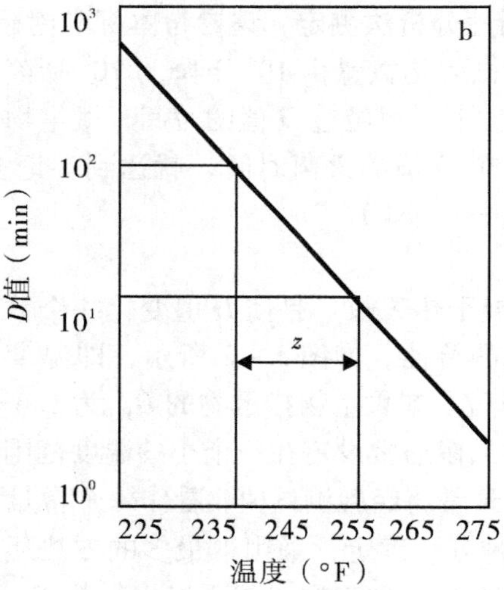

图 5－2　*z* 值示意图

3. 存活时间和杀灭时间

存活时间（Survival Time）用于生物指示物抗力鉴定时，指受试指示物样本，经杀菌因子作用后全部样本有菌生长的最长作用时间（min）；杀灭时间（Killing Time）用于生物指示物抗力鉴定时，指受试指示物样本，经杀菌因子作用后全部样本无菌生长的最短作用时间（min）。生物指示物的存活—杀灭反应特性可根据本标准附录 E 的方法进行测试。存活时间和杀灭时间也可以根据公式进行计算：

存活时间≥（$\lg N_0 - 2$）×*D* 值

杀灭时间≤（$\lg N_0 + 4$）×*D* 值

(四)我国消毒技术规范要求与 ISO 标准的差异

1. 压力蒸汽灭菌监测用生物指示物

(1)消毒技术规范对微生物含量与抗力标准要求。

①回收菌量为 $5 \times 10^5 \sim 5 \times 10^6$ CFU/片。

②回收菌量为 $5 \times 10^5 \sim 5 \times 10^6$ CFU/mL。

③在 121℃ ±0.5℃饱和蒸汽条件下，存活时间≥3.9min，杀灭时间≤19min。

④在 121℃ ±0.5℃饱和蒸汽条件下，D 值为 1.3 ~ 1.9min。

(2)ISO 对微生物含量与抗力标准要求。

①染菌载体和生物指示物的总活菌数应不少于 1.0×10^5。

②以最小活菌数和最小 D 值计算可得：温度为 121℃时，存活时间≥4.5min，杀灭时间≤13.5min。

③用于检验的菌悬液、染菌载体或生物指示物所使用的嗜热脂肪地芽孢杆菌（*Geobacillus Stearothermophilus*）芽孢的 D_{121} 值应≥1.5min。

2. 环氧乙烷灭菌监测用生物指示物

(1)消毒技术规范对微生物含量与抗力标准要求。

①环氧乙烷消毒效果评价用生物指示菌为枯草杆菌黑色变种芽孢（ATCC 9372）。载菌量为 $5 \times 10^5 \sim 5 \times 10^6$ CFU/个。

②环氧乙烷浓度为 600mg/L ± 30mg/L、作用温度为 54℃ ± 2℃、相对湿度为 60% ± 10% 条件下，其杀灭 90% 微生物所需时间 D 值应为 2.5 ~ 5.8min。

③环氧乙烷浓度为 600mg/L ± 30mg/L、作用温度为 54℃ ± 2℃、相对湿度为 60% ± 10% 条件下，存活时间≥7.5min，杀灭时间≤58min。

(2)ISO 对微生物含量与抗力标准要求。

①染菌载体和生物指示物的活菌数应≥1.0×10^6。

②含萎缩芽孢杆菌芽孢的悬液、染菌载体和生物指示物的 D 值在 54℃时应≥2.5min 或在 30℃时应≥12.5min。

③根据最少活菌数和最小 D 值，存活—杀灭反应特性为：

a. 在 54℃时：存活时间≥10min，杀灭时间≤25min。

b. 在 30℃时：存活时间≥50min，杀灭时间≤125min。

四、注意事项

GB 18281 中有关本部分的内容不适用于依靠物理方式去除微生物的检测体系，例如过滤过程或利用清洗消毒器或流通蒸汽等物理或机械方法去除微生物的过程。然而，本标准的这部分应包含相应的微生物测试系统的内容。

第二节　GB 18281.2—2015 解读

一、标准概述

用于环氧乙烷灭菌的生物指示物标准应执行 GB 18281.2—2015《医疗保健产品灭菌　生物指示物　第 2 部分：环氧乙烷灭菌用生物指示物》。本部分规定了拟在评价灭菌器性能和灭菌过程时采用的试验微生物、菌悬液、染菌载体、生物指示物的专用要求和试验方法。

本部分等同采用 ISO 11138－2：2006《医疗保健产品灭菌　生物指示物　第 2 部分：环氧乙烷灭菌用生物指示物》（英文版）。

二、标准主要内容

GB 18281.2—2015 标准的主要技术要求有以下几个方面：

1. 试验微生物

试验微生物应为萎缩芽孢杆菌芽孢、枯草芽孢杆菌芽孢或其他符合本章要求的菌株。据证实，萎缩芽孢杆菌 ATCC 9372、NCTC 10073、NCIMB 8058、DSM 2277、NRRL B－4418 和 CIP 77.18 都是合适的菌株。如果试验微生物不是萎缩芽孢杆菌，应确定此试验微生物抗力的适宜性。

2. 菌悬液

培养基和培养条件应能稳定地生产出符合 GB 18281 各部分性能要求的试验菌悬液。菌悬液培养基应不影响试验微生物的稳定性，同时要与染菌载体和生物指示物制造工艺和材料相兼容。收集及随后的处理方法应保证，载体染菌时使用的菌悬液不含有可能对染菌载体或生物指示物的效能产生不良影响的培养基残留物。

3. 载体和内层包装

确认环氧乙烷灭菌用生物指示物载体和初级包装是否符合要求的试验条件应为：

（1）最低暴露温度：≥55℃。

（2）灭菌剂：在相对湿度≥70% 条件下，环氧乙烷浓度≥800mg/L。

（3）最高暴露温度：由制造商规定。

（4）暴露时间：≥6h。

只要被选条件仍处于环氧乙烷灭菌工艺的实效范围内，则这些被选条件就代表了对载体的实际检验。

4. 染菌载体和生物指示物

对于染菌载体，其制作材料应能耐受灭菌过程而不至于影响使用，接种前，应依据

GB 18278.1（ISO 17665－1）、GB 18279.1、GB 18280.1～GB 18280.3 的相关灭菌方法，对载体进行灭菌。如果灭菌不可行，接种前应依据 GB/T 19973.1 建立可接受的生物负载量限度要求。

对于接种过程则应保持一定的微生物数量，除非有明确的证据，否则应采用同一株试验微生物，制备一批染菌载体。至于生物指示物，应将单个载体装入经过确认的内层包装之中，包装必须符合国际或者国家标准（GB/T 19633.1 和 GB/T 19633.2）。

5. *菌含量与抗力*

本部分标准规定了染菌载体和生物指示物的活菌数应 $\geqslant 1.0\times10^6$。含萎缩芽孢杆菌芽孢的悬液、染菌载体和生物指示物的 D 值在 54℃ 时应 ≥2.5min，或在 30℃ 时应 ≥12.5min。其他微生物应有不影响其使用的 D 值。

三、实际应用

医疗保健产品在进行环氧乙烷灭菌时使用的生物指示物应符合本标准的要求。该灭菌器使用纯环氧乙烷或将其与其他稀释气体混合进行灭菌，灭菌温度范围为 29℃～65℃。

环氧乙烷灭菌适用于不耐高温的医疗器械，目前国内使用很普及，基本上一些大医院都在使用。对于医院灭菌，根据卫生部行业规范 WS 310.3—2009《医院消毒供应中心 第 3 部分：清洗消毒及灭菌效果监测标准》的要求，环氧乙烷灭菌应每批次进行一次生物监测。

环氧乙烷的生物指示物主要有菌片、自含式生物指示物。按照培养时间的长短自含式生物指示物可以分为普通型（48 小时培养时间）和快速型（4 小时培养时间）。医院基本上都在使用自含式生物指示物，以避免人为的污染。而工业环氧乙烷灭菌主要使用菌片，部分使用普通型自含式。医院环氧乙烷灭菌的生物监测方法具体如下：

（1）灭菌效果的监测。

将枯草杆菌黑色变种芽孢置于常规生物测试包内，对灭菌器的灭菌质量进行常规灭菌效果的监测。常规生物测试包放在灭菌器最难灭菌的部位（整个装载灭菌包的中心部位）。灭菌周期完成后应立即将生物指示物从被灭菌物品中取出，36℃ ±1℃培养 7d（自含式生物指示物应遵循产品说明），观察培养基颜色变化，同时设阳性对照和阴性对照。

（2）常规生物测试包的制备。

取一个 20mL 无菌注射器，去掉针头，拔出针栓，将生物指示剂放入针筒内，带孔的塑料帽应朝向针头处，再将注射器的针栓插回针筒（注意不要碰及生物指示物），之后用一条全棉小毛巾两层包裹，置于纸塑包装袋中封装。

（3）结果判定。

阳性对照组培养阳性，阴性对照组培养阴性，试验组培养阴性，判定为灭菌合格；阳性对照组培养阳性，阴性对照组培养阴性，试验组培养阳性，则灭菌不合格；同时应进一步鉴定试验组阳性的细菌是否为指示菌或是污染所致。

工业灭菌则将生物指示物放在最难的灭菌点，并根据灭菌器灭菌容积的大小进行布点。

四、注意事项

关于环氧乙烷灭菌抗力的测定方法，具体的试验方法如下：

（1）把样品置于合适的载样器材上。

（2）把抗力仪的反应室预热到测试温度（54℃或30℃）时，抗力仪应符合要求。

（3）把载样器放入反应室内，关闭反应室，开始处理周期。

（4）按下面的步骤开始操作：

步骤1：反应室抽真空至10kPa±0.5kPa。

步骤2：通入充足的水蒸气，使反应室的相对湿度为60%±10%，并维持此条件30min±1min。在通入蒸汽前，样品宜允许加热到沸点以上，以避免可能形成冷凝水。

步骤3：往室内通入环氧乙烷，在60s内达到600mg/L±30mg/L。当暴露时间为0min时，应无环氧乙烷通入。

步骤4：维持此条件在设定时间的±5s之内。

步骤5：在暴露阶段结束时，反应室抽真空，在60s内将气压降到10kPa或更低，接着通入经过滤的空气或惰性气体（如氮气）至环境气压。

步骤6：重复第五步4次。

步骤7：最后，取出样品并放入培养基培养（见GB 18281.1中7）。

（5）转移期间宜做记录，所有的测试宜使用相同的时间周期。

第三节　GB 18281.3—2015解读

一、标准概述

用于湿热灭菌的生物指示物标准应执行GB 18281.3—2015《医疗保健产品灭菌　生物指示物　第3部分：湿热灭菌用生物指示物》。该标准规定了拟在评价灭菌器性能和湿热灭菌过程时采用的试验微生物、悬液、接种载体、生物指示物的要求和试验方法。该标准所规定的生物指示物仅适用于使用干饱和蒸汽的湿热灭菌过程，并不适用于使用空气混合物蒸汽的湿热灭菌过程。

该部分等同采用ISO 11138-3：2006《医疗保健产品灭菌　生物指示物　第3部分：湿热灭菌用生物指示物》（英文版），与GB 18281.3—2000相比，主要技术变化包括：

（1）试验微生物嗜热脂肪芽孢杆菌（*Bacillus Stearothermophilus*）更名为嗜热脂肪地芽孢杆菌（*Geobacillus Stearothermophilus*），增加枯草芽孢杆菌（*Bacillus Subtilis*）ATCC 35021（5230）。

（2）更改最高暴露温度、121℃时*D*值精确度。

（3）给出 z 值和相关系数 γ^2 的详细计算方法。

二、标准主要内容

GB 18281.3—2015 的主要技术要求有以下几个方面：

1. 试验微生物

湿热灭菌的生物指示物规定为嗜热脂肪地芽孢杆菌（原名为嗜热脂肪芽孢杆菌）或其他被证明符合要求的同等性能的菌种。此外在低于 121℃ 的情况下可以使用枯草芽孢杆菌 ATCC 35021（5230）等菌种，尤其是对热敏液体进行的灭菌过程。如使用上述以外的菌种，应先对其抗力进行测定。

2. 菌悬液

培养基和培养条件应能稳定地生产出符合 GB 18281 各部分性能要求的试验菌悬液。菌悬液培养基应不影响试验微生物的稳定性，同时要与染菌载体和生物指示物制造工艺和材料相兼容。收集及随后的处理方法应保证，载体染菌时使用的菌悬液不含有对染菌载体或生物指示物的效能可能产生不良影响的培养基残留物。

3. 载体和内层包装

载体和内层包装的暴露条件包括：

（1）最低暴露温度不应小于制造商标示的最大暴露温度 5℃。

（2）灭菌因子应为干饱和蒸汽。

（3）最高暴露温度应遵守制造商规定。如制造商未作规定，应使用 140℃。

（4）暴露时间应不小于 30min。

4. 染菌载体和生物指示物

对于染菌载体，其制作材料应能耐受灭菌过程而不至于影响使用，并依据 GB 18278、GB 18279 和 GB 18280 的要求进行灭菌。如灭菌不可行，接种前则需依据 GB/T 19973.1 建立可接受的生物负荷量限度要求。对于接种过程则应保持一定的微生物数量，并且除非有明确的证据，应采用同一株试验微生物制备同一批染菌载体。至于生物指示物，应是将单个载体装入经过确认的内层包装之中，包装必须符合国际或者国家标准（GB/T 19633.1 和 GB/T 19633.2）。

5. 菌含量与抗力

本部分标准规定了染菌载体和生物指示物的总活菌数应不小于 1.0×10^5。值得注意的是，我国其他的一些标准如 2002 年版消毒技术规范规定：每个菌片的回收菌数，按活菌培养计数所得结果，应为 5×10^5 CFU/片 ~ 5×10^6 CFU/片。这与本部分标准的规定有所不同。

对活菌抗力性能的描述，可通过 121℃ 下的 D 值、z 值以及 F_{BIO} 值来进行表示。其中嗜热脂肪地芽孢杆菌芽孢的 D_{121} 值应 ≥1.5min，z 值应在 110℃ ~130℃ 范围内至少三种温度下测定，并且不低于 6℃。

三、实际应用

医疗保健产品在进行湿热灭菌时使用的生物指示物应符合本标准的要求。这里所述的湿热灭菌是使用干饱和蒸汽（Dry Saturated Steam），而空气混合物蒸汽（Air-Steam Mixtures）的灭菌方法虽然在很多湿热灭菌过程中广泛采用，却并不适合这里定义的生物指示物。当生物指示物应用于灭菌控制与常规控制时，应符合 ISO 17665－1：2006 的规定。

使用生物指示物监测灭菌过程与结果在国内医院灭菌和工业灭菌中都得到了广泛的使用。尤其对于医院来说，湿热灭菌应该占到医院灭菌总量的80%以上。对于医院灭菌，根据卫生部行业规范 WS 310.3—2009《医院消毒供应中心　第 3 部分：清洗消毒及灭菌效果监测标准》的要求，生物监测应每周进行一次；植入型器械或者采用新的包装材料和方法进行灭菌时，也应该采用生物监测。当灭菌器新安装、移位和大修之后，应在物理监测、化学监测通过后连续进行三次生物监测，合格后灭菌器方能使用。对于医疗产品的工业灭菌而言，虽然本部分标准规定菌量最小值为 1.0×10^5，但出于行业习惯一般还是采用 1.0×10^6 为最小菌量。

湿热灭菌的生物指示物主要有菌片、自含式生物指示物；按照培养时间的长短自含式生物指示物可以分为普通型（24～48 小时培养时间）和快速型（3 小时培养时间）。美国已推出 1 小时的生物指示物。由于湿热灭菌在医院的使用非常普遍，湿热生物指示物的使用也很广泛。目前医院基本上都在使用自含式生物指示物，且快速型生物指示物的使用约占 50%。但在基层，部分医院仍少量使用菌片。

四、注意事项

1. *D* 值的测定与计算

D 值的测定可以通过灭活曲线法，也可以通过部分阴性分析法。在测试湿热灭菌抗力时应采用抗力仪。根据 GB 18281 的定义，抗力仪是为测量灭菌过程中产生的物理和/或化学参数相关组合而设计的测量设备，与医疗单位使用的灭菌器在性能上有很大的不同。如使用医疗单位的灭菌器进行 *D* 值的测定，其结果可能会产生较大的偏差。湿热灭菌用抗力仪的特定参数在 GB/T 24628 中有所规定。

2. 恢复试验活菌的培养

本部分标准没有对恢复试验活菌的培养作出特别的指定，传统的培养方式是在溴甲酚紫葡萄糖蛋白胨水培养基中经 56℃ ±1℃ 培养 7 天。在 GB 18281.1—2015 表一中规定了制造商需要提供的信息，包括使用指南，尤其是有关灭菌处理后用于恢复试验活菌的培养基和培养条件的数据。对于自含式生物指示物若采用缩短培养时间（Reduced Incubation Time，RIT），厂商应予以确认并提供培养指南。例如美国 FDA 指南就对缩短时间培养与经典 7 天培养结果的相关性作出了相应的规定。

第四节 GB 18281.4—2015 解读

一、标准概述

用于干热灭菌的生物指示物标准应执行 GB 18281.4—2015《医疗保健产品灭菌 生物指示物 第 4 部分：干热灭菌用生物指示物》。

本部分规定了拟在评价使用干热空气的灭菌器时采用的试验微生物、菌悬液、染菌载体、生物指示物的专用要求和试验方法，干热空气灭菌温度范围为 120℃ ~180℃。

本部分等同采用 ISO 11138 -4：2006《医疗保健产品灭菌 生物指示物 第 4 部分：干热灭菌用生物指示物》（英文版）灭菌温度范围。

二、标准主要内容

GB 18281.4—2015 的主要技术要求有以下几个方面：

1. 试验微生物

干热灭菌的生物指示物应为萎缩芽孢杆菌的芽孢或其他符合本标准要求的微生物菌株。一些枯草芽孢杆菌菌株已重新归类为萎缩芽孢杆菌。据证实，萎缩芽孢杆菌 CIP 77.18、NCIMB 8058、DSM 675、NRRL B -4418 和 ATCC 9372 或者枯草芽孢杆菌 DSM 13019 均是合适的菌株。如果指示物不是萎缩芽孢杆菌，应确定此微生物抗力的适宜性。

2. 菌悬液

培养基和培养条件应能稳定地生产出符合 GB 18281 各部分性能要求的试验菌悬液。菌悬液培养基应不影响试验微生物的稳定性，同时要与染菌载体和生物指示物制造工艺和材料相兼容。收集及随后的处理方法应保证，载体染菌时使用的菌悬液不含有可能对染菌载体或生物指示物的效能产生不良影响的培养基残留物。

3. 载体和内层包装

载体和内层包装暴露条件应为：

（1）最低暴露温度：高于制造商规定的最高温度 5℃或以上。

（2）灭菌因子：干热空气。

（3）最高暴露温度：由制造商规定；如果制造商未规定，最高暴露温度应≥180℃。

（4）暴露时间：≥30min。

4. 染菌载体和生物指示物

对于染菌载体，其制作材料应能耐受灭菌过程而不至于影响使用。接种前，应依据 GB 18278、GB 18279、GB 18280 的相关灭菌方法，对载体进行灭菌。如果灭菌不可行，接种前应依据 GB/T 19973.1 建立可接受的生物负载量限度要求。

对于接种过程则应保持一定的微生物数量，除非有明确的证据，否则应采用同一株试验微生物制备一批染菌载体。至于生物指示物，应是将单个载体装入经过确认的内层包装之中，包装必须符合国际或者国家标准（GB/T 19633.1 和 GB/T 19633.2）。

5. 菌含量与抗力

本部分标准规定了染菌载体和生物指示物的活菌量应≥1.0×10^6。含萎缩芽孢杆菌芽孢的菌悬液、染菌载体或生物指示物的 D_{160} 值（160℃时的 D 值）应≥2.5min。D 值和存活—杀灭反应特性的确定需要使用一个可应用其过程参数的抗力仪，如该 D 值适合于强制送风，保持160℃且运行周期为2h 的干热灭菌器。菌悬液中、染菌载体上或生物指示物里的试验微生物的 z 值应在 150℃～180℃范围内取不少于三个温度点来确定。z 值应≥20℃。

三、实际应用

医疗保健产品在进行干热灭菌时使用的生物指示物应符合本标准的要求。这里所述的干热灭菌是使用干热空气进行灭菌的方法，根据 WS 310.2—2009 的要求，干热灭菌方法适用于耐热、不耐湿、蒸汽或气体不能穿透物品的灭菌，如玻璃、油脂、粉剂等物品的灭菌。物品的体积和大小应注意，高度不应超过灭菌器内腔高度的2/3，物品间应留有充分的空间。灭菌物品体积不应超过 10cm×10cm×20cm；油剂、粉剂的厚度不应超过 0.6cm；凡士林纱布条厚度不应超过 1.3cm。应特别注意的是，有机物品干热灭菌时，温度应≤170℃。

对于医院灭菌，根据卫生部行业规范 WS 310.3—2009《医院消毒供应中心　第 3 部分：清洗消毒及灭菌效果监测标准》的要求，干热灭菌应每周进行一次生物监测；当灭菌器新安装、移位和大修之后，应在物理监测、化学监测通过后连续进行三次生物监测，合格后灭菌器方能使用。目前，临床上使用干热灭菌很少，生物指示物的使用也非常不普遍。

由于干热灭菌温度比较高，市场上只能提供菌片型生物指示物，而自含式生物指示物外的塑料无法耐受干热的灭菌温度。

四、注意事项

1. D 值的测定与计算

D 值的测定可以通过灭活曲线法，也可以通过部分阴性分析法。在测试干热灭菌抗力时应采用抗力仪。根据 GB 18281.1—2015（ISO 11138－1：2006）的定义，抗力仪是为测量灭菌过程中产生的物理和/或化学参数相关组合而设计的测量设备。用于干热灭菌过程的抗力仪特定的过程参数按 GB/T 24628 规定执行。

2. 恢复试验活菌的培养

本部分标准没有对恢复试验活菌的培养作出特别的指定，WS 310.3—2009 附录 B 给出的谷草杆菌黑色变种芽孢的传统培养方式是无菌条件下，加入普通营养肉汤培养基（5mL/管），36℃ ±1℃培养 48 小时，观察初步结果，无菌生长管继续培养至第 7 日。

第五节 GB 18281.5—2015 解读

一、标准概述

用于低温蒸汽甲醛灭菌的生物指示物标准应执行 GB 18281.5—2015《医疗保健产品灭菌 生物指示物 第5部分：低温蒸汽甲醛灭菌用生物指示物》。

本部分规定了低温蒸汽甲醛灭菌用测试微生物、菌悬液、染菌载体、生物指示物的通用要求，还规定了评估低温蒸汽甲醛灭菌过程的测试方法。

本部分等同采用 ISO 11138-5：2006《医疗保健产品灭菌 生物指示物 第5部分：低温蒸汽甲醛灭菌用生物指示物》（英文版）。

二、标准主要内容

GB 18281.5—2015 的主要技术要求有以下几个方面：

1. 试验微生物

低温蒸汽甲醛灭菌的试验菌应是嗜热脂肪地芽孢杆菌或其他已被证明符合要求的等效性能的微生物菌株。目前被认为适用的嗜热脂肪地芽孢杆菌包括 NCIB 8224、DSM 6790、ATCC 10149 和 ATCC 12980。如使用上述以外的菌株，则应先对其抗力进行测定。

2. 菌悬液

培养基和培养条件应能稳定地生产出符合 GB 18281 各部分性能要求的试验菌悬液。菌悬液培养基应不影响试验微生物的稳定性，同时要与染菌载体和生物指示物制造工艺和材料相兼容。收集及随后的处理方法应保证载体染菌时使用的菌悬液不含有可能对染菌载体或生物指示物的效能产生不良影响的培养基残留物。

3. 载体和内层包装

载体和内层包装的暴露条件应为：

（1）最低暴露温度：≥5℃（制造商声称的最高温度）。

（2）最高暴露温度：依照制造商声称的最大值；如果制造商未声明，最大暴露温度应不小于100℃。

（3）暴露时间：≥60min。

上述条件的宗旨是要求将带菌体实际限制在低温蒸汽甲醛灭菌过程的应用范围内，条件的选择要能显示出实际的低温蒸汽甲醛灭菌过程中对载体的实际要求。

4. 染菌载体和生物指示物

对于染菌载体，其制作材料应能耐受灭菌过程而不至于影响使用。接种前，应依据 GB 18278、GB 18279、GB 18280 的相关灭菌方法，对载体进行灭菌。如果灭菌不可行，接种前应依据 GB/T 19973.1 建立可接受的生物负载量限度要求。

对于接种过程则应保持一定的微生物数量，除非有明确的证据，否则应采用同一株试验微生物制备一批染菌载体。至于生物指示物，应是将单个载体装入经过确认的内层包装之中，包装必须符合国际或者国家标准（GB/T 19633.1 和 GB/T 19633.2）。

5. 菌含量与抗力

本部分标准规定了待接种的带菌体和生物带菌体的增殖量应不小于 1.0×10^5。培养基、染菌载体或生物指示物包括嗜热脂肪地芽孢杆菌的 D_{60} 值（60℃时的 D 值）应≥6min。D 值的测定和存活—杀灭反应特性是基于染菌载体浸入甲醛水溶液的定性的测试。

三、实际应用

医疗保健产品在进行低温蒸汽甲醛灭菌时使用的生物指示物应符合本标准的要求。这里所述的低温蒸汽甲醛灭菌方法是指通过动力排气，使预先包装的物品处在负压状态暴露于蒸汽，在低于 100℃环境下，充入甲醛气体，使灭菌因子在维持时间内保持稳定状态的灭菌工艺。这种包含强制排气阶段的低温蒸汽甲醛灭菌方法发明于 20 世纪 20 年代，并在 60 年代后逐步取代甲醛熏蒸。欧洲的瑞典、挪威、丹麦、芬兰、德国、法国、英国、葡萄牙、俄罗斯等国家有应用。欧洲标准 EN 14180 规定了低温蒸汽甲醛灭菌器的性能和测试标准，我国于 2008 年转化了这个标准，新标准为 YY 0679—2008，于 2010 年 6 月开始实施。目前国内医院多采用环氧乙烷或等离子低温灭菌方法，低温蒸汽甲醛灭菌器应用较少。

根据 WS 310.2—2009 的要求，低温蒸汽甲醛灭菌方法适用于不耐高温的医疗器械的灭菌。对于医院灭菌，根据卫生部行业规范 WS 310.3—2009《医院消毒供应中心　第 3 部分：清洗消毒及灭菌效果监测标准》的要求，低温蒸汽甲醛灭菌应每周进行一次生物监测。

四、注意事项

1. 抗力的测定方法

测定低温蒸汽甲醛灭菌过程抗力的方法是基于一种染菌载体浸入甲醛水溶液的定性的测试。本方法的测试结果比使用气相腔式方法的结果有更好的重现性。过程为将染菌载体完全浸入 60℃ ±0.5℃的 1mol/L ±0.01mol/L 的甲醛水溶液至设定的暴露时间，之后，去除并中和掉载体上的甲醛，将测试微生物移至特定生长培养基（如大豆酪蛋白消化酶）中保持 90℃、60min 以激发孢子的活性，后按照 GB 18281.1 进行载体培养和抗力测定。

2. 采用液相测试方法的原理

甲醛灭菌过程可以简单地划分为两步：

（1）在蒸汽灭菌过程中，在负载物表面会产生水珠冷凝物膜，这个冷凝过程非常快。

（2）因为甲醛在气液平衡状态下的浓度变化极大（1：1 000 到 1：10 000），达到平衡所需要的时间相对较长，在实际情况下，需要的时间为 10min 至 2h。

因此，灭菌过程有效性取决于甲醛在液态中的浓度，比如，冷凝物的表面。确认这种平衡条件的时间常数项非常困难。即使在连续的蒸汽条件下和稳定的甲醛气体浓度中，灭菌过程仍然严重依赖于灭菌腔的设计和负载物的特性。因此，本部分采用甲醛浓度可以明确的液相测试方法，达到测试方法的可重复性。

第六节 GB 18282.3 及 GB 18282.4 解读

一、标准概述

标准要求在每次使用压力蒸汽灭菌器前，必须对其性能进行检测，其中 B－D 测试（Bowie Dick Test）是一个重要的评价标准，用以检测灭菌器预真空效果。新标准详细提出B－D测试物、替代性 B－D 测试物监测性能要求，并制定了详细的测试试验。

二、标准主要内容

1. 测试过程中指示物向标准测试包转移评价

（1）准确性提高。

GB 18282.3 附录 F 中要求：在测试过程中，与测试负载紧密接触的指示剂应不向测试负载发生可见转移。如指示剂转移至测试负载，指示剂将污染棉布，阻碍蒸汽穿透。作为强制性标准，建议增加指示剂转移至标准测试包检验。

（2）测试方法补充。

GB 18282.3 F.2.2 要求测试条件为 121℃、30min。此测试温度较低，不能代表所有测试参数，建议增加 134℃、3.5min 的转移测试。温度越高，分子运动越剧烈，越易出现指示剂转移现象。

测试仪器 F.1.1 中，钢盘尺寸为 200mm × 100mm，厚度为 2mm。但是现有市场销售B－D真空测试图产品尺寸约为 290mm × 215mm，比钢盘尺寸大。在实际使用中，将钢盘放至B－D真空测试图中间位置。

2. 标准测试包制作

（1）标准测试包制作要求。

GB 18282 附录 K 中对标准测试包的包布材质、经线数量、纬线数量、克重均提出详细要求，以规范 B－D 真空测试操作，保证 B－D 真空测试质量。

（2）测试补充。

标准中要求测试包所需重量为 7kg ± 0.14kg，但是《消毒技术规范》2012 年版 A.2.1.3 中 B－D 测试包尺寸为 30cm × 25cm × 25cm，测试方法中要求测试包重量为 4kg ± 0.2kg，两者之间有冲突，建议统一标准。

GB 18282.3 附录 K.5 中说明，“测试包应该在蒸汽暴露装置中连续暴露 4 个测试周期。测试包在测试周期结束后，应从灭菌器中取出，置于温度 20℃ ~ 30℃，相对湿度

40% ~60% 的环境中，然后才可使用。在每次使用间隔期间，测试包应置于温度 20℃ ~30℃，相对湿度 40% ~60% 的环境中进行稳定。若测试包在测试结束后 1h 内不使用，可将其存放在能提供并保持上述条件的工作室内”。对 B – D 标准测试包中的包布，建议增加清洗要求，棉布经过 B – D 测试后，即使放置在温度 20℃ ~30℃，相对湿度 40% ~60% 的环境中，也不可能恢复原有性能，包布松紧程度、透气性均发生变化，影响 B – D 测试性能，通过清洗后方能恢复原有尺寸。

3. B – D 测试温度

（1）B – D 测试指示物要求。

GB 18282.3 中的 6.1 条详细讲解了指示物要求，其中 6.1a 要求暴露于 $134_{0}^{+1.5}$℃饱和蒸汽中 3.5min ±5s，或暴露于 $121_{0}^{+1.5}$℃饱和蒸汽中 15min ±5s，或暴露于上述两种条件中，指示物应变色均匀一致，并符合 5e 的要求。

（2）适用范围补充。

《消毒技术规范》要求进行 134℃、3.5min 预真空或脉动真空 B – D 测试，而 121℃、15min B – D 性能测试没有被提及，因此具体什么情况下使用 134℃或 121℃并不明确。

4. 替代 B – D 测试物温度测试

（1）测试要求。

GB 18282.3 附录 C.2.1 要求：将用于测试指示物系统的热电偶按 EN 285 要求置于标准测试包内，在指示物系统规定操作温度下与指示物系统一起暴露于蒸汽暴露装置的一个操作周期，测试并记录温度。自动周期完成后，从测试包中取出化学指示物系统，并检查是否符合 6.1a 的要求，并分别对三个不同生产批次的指示物系统重复进行五次试验。

（2）测试方法补充。

标准 B – D 测试包中心温度与排气口处温度差值小于 0.5℃，替代性 B – D 测试物中心温度具体测试方法没有提供，例如一次性 B – D 测试包、过程验证装置（B – D 测试）等，建议增加该方面具体测试方法。

三、结语

随着《消毒技术规范》及国家标准的进一步完善，压力蒸汽灭菌器灭菌前的 B – D 测试更加严格，而测试结果当然也就更加准确。同时也避免了技术因素所致的试验失败，减少了人力、物力、时间等资源的浪费，保证了压力蒸汽灭菌效果的可靠性。

第六章　微生物学方法

第一节　GB/T 19973.1—2015 解读

一、前言

GB/T 19973—2015《医疗器械灭菌　微生物学方法》分为两个部分，第一部分为产品上微生物总数的测定，第二部分为用于灭菌过程的定义、确认和维护的无菌试验。本节主要对 GB/T 19973—2015 的第一部分进行解读，该部分等同采用 ISO 11737－1：2006《医疗器械灭菌　微生物学方法　第 1 部分：产品上微生物总数的测定》，主要对生物负载测定的质量管理体系要素、产品选择、测定方法和微生物鉴定方法及测定方法的确认等方面进行了规范。本标准作为推荐性标准，对于指导医疗器械制造商进行生产环境、物料、初加工产品及终产品等的生物负载水平测定和监控具有极大的指导意义。为了对灭菌过程和/或产品生产过程进行持续监控，大多数国家和国际标准在生物负载、灭菌和环境监控等方面均要求建立相应的警戒限和纠偏限，GB/T 19973.1—2015 中条款 A.8.5 至 A.8.7 给出了环境和产品生物负载水平监控的一般指导原则，但并未给出详细的指导方法。

为了更好地理解和实施该标准，本节从警戒限和纠偏限的定义、基于生物负载测定数据建立警戒限和纠偏限、生物负载水平分析案例、超出警戒限和纠偏限的相关调查及生物负载测定与医疗保健产品灭菌标准的关系等方面进行介绍。

二、警戒限和纠偏限的定义

ISO 11737－1：2006[1]没有给出警戒限和纠偏限的定义，标准中有对建立生物负载水平限的讨论，但是没有涉及建立水平限的具体方法。有关警戒限和纠偏限，有如下多种定义：

（1）PDA Technical Report No. 13 对警戒限和纠偏限的定义为："警戒限：一旦超过该水平即预示着运行程序已偏离正常运行条件，构成警告但不必启动纠正措施。纠偏限：一旦超过该水平即预示着运行程序已超出正常运行区间，作为回应，应启动文件调查和纠正措施。"[2]

（2）美国药典（1116）中关于警戒限和纠偏限的定义为："警戒限：按照标准测试方法统计得到的生物负载水平，一旦超过该水平，则须启动调查以确保工艺过程依然受控。对于某一设施的警戒限是特定的，并且是在环境监测基线的基础上建立的。可以根据环境监测数据的分析来对警戒限进行适当调整，警戒限始终低于纠偏限。纠偏限：在受控环境中依据标准测试方法统计得到的生物负载水平，一旦超过该水平，应立即启动文件调查和相应的纠正措施。"[3]

（3）美国食品药品监督管理局给出的定义为："警戒限：建立的微生物或空气中颗粒

物水平，一旦超过该水平，则预示运行程序偏离正常运行条件，构成警告，宜采取适当的审查和跟踪以解决潜在的问题，警戒限始终低于纠偏限。纠偏限：建立的微生物或空气中颗粒物水平，一旦超出该水平，应启动调查并采取相应的纠正措施。”[4]

由此可见，不同的组织机构对于警戒限和纠偏限的理解有所差异，通过对以上定义的分析比较，总结如下，警戒限：超出该水平，预示着生产过程偏离正常运行程序，构成警告，不需要采取行动，但是对于经常超出警戒限的重复性偏差，则视同超出纠偏限，应当按照超出纠偏限情形对待，执行相应的纠正措施。纠偏限：超出该水平，预示生产过程已偏离正常运行条件，必须对此进行调查，并采取纠正措施。

三、建立警戒限和纠偏限实施要点

医疗器械制造商应认识到生物负载测试的重要性，这关系到医疗器械最终的整体安全性和产品性能，制造商通过对材料、生产、人员和环境的监控，对微生物污染水平进行控制。生物负载的测试结果代表着产品的控制水平，医疗器械制造商在建立环境和产品的警戒限和纠偏限过程中，应当考虑以下要点，以确保收集到的生物负载测试数据具有代表性：

首先，抽样计划对于整个生产批次应能有代表性。PDA Technical Report No. 21 规定：“应从批次内的不同位点抽取样品，以便代表整个批次。随机选择样本，通常包含批次位置的开始、中间和结束阶段。如果某一生产批次专门用于测试，则必须特别小心，确保该批次样品能够代表常规生产情况。”[5]

其次，生物负载数据应该在较长时间内收集。PDA Technical Report No. 21 指出：“应分析原材料和/或生产过程生物负载水平是否因季节性差异对系统生物负载水平产生较大影响。”[5]这点在 GB/T 19973. 1—2015 附录 A. 8. 1 中也有所体现，即“生物负载测定频率宜能对例如因季节变更、生产变化或材料改变引起的生物负载中的变化进行检测”。为了数据的真实可靠，建议收集一年以上的生物负载数据。

再次，至少使用四组数据。理论上，为建立警戒限和纠偏限而收集的数据越多，就越具有代表性，而对于小数据集，误差可能相当大。随着收集数据的增多，误差将减小。实际情形中，为了顾及成本及工作效率，制造商并不会无限制地收集生物负载数据，而仅对部分测试数据进行统计分析。这里给出一个参考数据，每年每季度测试十个样本（即全年 40 个数据），通常可以提供足够的数据以建立警戒限和纠偏限。

最后，应采用经验证的回收率来评估产品和/或环境生物负载水平。应对每个样本类型（例如最少三个样本）进行回收率验证，并在评估前应用于所有数据。如果随时间推移，计算得到多个不同回收率，则取所有回收率的平均值，并将该平均回收率应用于所有数据。当进行生物负载评估时，采用相同的回收率得到的数据偏差较小。需要注意的是，只要每组数据对应的回收方法一致，上述做法则适用；如回收方法不一致，则不宜按上述方法进行统计分析。在生物负载标准中，校正因子可采用回收率数据[1]。

为了对生物负载测定及建立警戒限和纠偏限有个更直观的认识，下面给出一实际案例，通过案例分析，加深对建立警戒限和纠偏限的理解。表 6 - 1 中列出了某一医疗器械制造商第一季度每个月的生物负载测试数据，并对第一季度的生物负载估值、生物负载估值标准差、生物负载估值 +2 倍标准差、生物负载估值 +3 倍标准差以及 10 倍生物负载估值进行了统计分析。表 6 -2 给出了其第二、三、四季度生物负载测试数据，对第二至四季度的生物负载估值、生物负载估值标准差、生物负载估值 +2 倍标准差、生物负载估值 +3 倍标准差以及 10 倍生物负载估值进行了统计分析。表 6 -3 给出了样本总体生物负载水平的统计分析结果。

表 6 -1　第一季度每个月生物负载统计分析

	需氧菌数（CFU）	霉菌酵母菌数（CFU）	菌总数（CFU）		需氧菌数（CFU）	霉菌酵母菌数（CFU）	菌总数（CFU）		需氧菌数（CFU）	霉菌酵母菌数（CFU）	菌总数（CFU）
第一个月	20	12	32	第二个月	156	3	159	第三个月	8	3	11
	35	18	53		28	3	31		5	3	8
	22	3	25		20	3	23		15	3	18
	682	4	686		123	3	126		9	3	12
	12	3	15		7	3	10		9	3	12
	79	3	82		16	3	19		9	3	12
	38	9	47		9	3	12		11	3	14
	16	3	19		19	3	22		25	3	28
	11	3	14		10	3	13		11	3	14
	34	3	37		10	3	13		5	3	8
平均值	94.9	6.1	101	平均值	39.8	3	42.8	平均值	10.7	3	13.7
回收率			0.587	回收率			0.587	回收率			0.587
生物负载估值（CFU）			172.1	生物负载估值（CFU）			72.9	生物负载估值（CFU）			23.3
标准差（CFU）			206.6	标准差（CFU）			53.5	标准差（CFU）			5.8
生物负载估值 +2 倍标准差（CFU）			585.3	生物负载估值 +2 倍标准差（CFU）			179.9	生物负载估值 +2 倍标准差（CFU）			34.9
生物负载估值 +3 倍标准差（CFU）			791.9	生物负载估值 +3 倍标准差（CFU）			233.4	生物负载估值 +3 倍标准差（CFU）			40.7
10 倍生物负载估值（CFU）			1.7×10^3	10 倍生物负载估值（CFU）			729	10 倍生物负载估值（CFU）			233

本案例中，第一季度的每个月进行一次生物负载测试，然后剩余的三个季度各进行一次测试。使用上述生物负载数据，计算每组样本的生物负载估值平均值、标准差以及样本总体的生物负载估值平均值、标准差。所有计算均基于需氧菌和霉菌酵母菌菌数总和进行统计分析。另外，还对生物负载估值 +2 倍标准差和 +3 倍标准差以及 10 倍生物负载估值进行了数据统计。

通过表 6 -1 分析得到，第一季度生物负载平均估值为 89.4CFU，第一季度生物负载标准差为 124.5CFU，生物负载估值 +2 倍标准差为 338.4CFU，生物负载估值 +3 倍标准差为 462.7CFU，10 倍生物负载估值为 894CFU。

根据表 6－1 和表 6－2 的数据结果，对第一年的生物负载水平分析如下：

总生物负载估值为 81.4CFU，总生物负载标准差为 90.7CFU，生物负载估值 +2 倍标准差为 262.8CFU，生物负载估值 +3 倍标准差为 353.5CFU，10 倍生物负载估值为 814CFU。

表 6－2　第二、三、四季度生物负载统计分析

	需氧菌数（CFU）	霉菌酵母菌数（CFU）	菌总数（CFU）		需氧菌数（CFU）	霉菌酵母菌数（CFU）	菌总数（CFU）		需氧菌数（CFU）	霉菌酵母菌数（CFU）	菌总数（CFU）
第二季度	31	16	47	第三季度	78	3	81	第四季度	23	3	26
	6	16	22		85	6	91		37	3	40
	6	16	22		60	3	63		23	24	47
	6	2	8		46	3	49		38	6	44
	9	6	15		65	3	68		26	3	29
	3	3	6		27	3	30		79	3	82
	3	3	6		17	3	20		32	6	38
	13	12	25		16	3	19		49	6	55
	27	12	39		95	3	98		10	9	19
	11	3	14		161	6	167		10	12	22
平均值	11.5	8.9	20.4	平均值	65	3.6	68.6	平均值	32.7	7.5	40.2
回收率			0.587	回收率			0.587	回收率			0.587
生物负载估值（CFU）			34.8	生物负载估值（CFU）			116.9	生物负载估值（CFU）			68.5
标准差（CFU）			13.8	标准差（CFU）			44.6	标准差（CFU）			18.7
生物负载估值 +2 倍标准差（CFU）			62.4	生物负载估值 +2 倍标准差（CFU）			206.1	生物负载估值 +2 倍标准差（CFU）			105.9
生物负载估值 +3 倍标准差（CFU）			76.2	生物负载估值 +3 倍标准差（CFU）			250.7	生物负载估值 +3 倍标准差（CFU）			124.6
10 倍生物负载估值（CFU）			348	10 倍生物负载估值（CFU）			1 169	10 倍生物负载估值（CFU）			685

表 6-3　生物负载总体数据统计分析

样品平均值（CFU）	47.8
生物负载平均估值（CFU）	81.4
标准差	90.7
生物负载估值+2倍标准差（CFU）	262.8
生物负载估值+3倍标准差（CFU）	353.5
10倍生物负载估值（CFU）	814
回收率	0.587

注意，为统计一致，回收率58.7%应用于所有数据处理过程。通过前三个月与整年数据的比较，生物负载估值（89.4 VS 81.4）和标准差（124.5 VS 90.7）差异不大，这表明，随着时间的推移，生物负载水平没有发生显著变化。换言之，季节性差异等因素，对产品的生物负载水平无显著影响。

在本实施案例中，使用标准差来建立警戒限和纠偏限，类似于 PDA Technical Report No. 13 中的"正态分布法"[2]。作为分析生物负载数据的一部分，计算每组数据的平均值和标准差，基于表6-1、6-2和6-3的统计分析，则建立警戒限为高于历史生物负载估值2倍标准差的水平，建立纠偏限为高于历史生物负载估值3倍标准差的水平。该建立方法适用于基于生物负载水平分析建立灭菌定义的过程，例如辐照灭菌。根据 ISO 11137 建立相应的灭菌剂量，最常用的方法就是 VD_{max} 方法。根据 ISO 11737-2 和 ISO 13004 标准要求，对于使用 VD_{max} 方法建立辐照灭菌剂量，某一灭菌剂量水平均对应相应的生物负载限值。例如，对于25kGy的灭菌剂量，最大允许生物负载水平为1 000CFU。辐照灭菌与生物负载水平分析具有密切的关系，详见 ISO 11137 系列标准。[6-7] 当基于过度杀菌方法建立灭菌过程（如EO灭菌）时，警戒限可设为高于历史生物负载估值3倍标准差的水平，纠偏限可设为10倍历史生物负载估值水平。在过度杀菌过程中，设定警戒限和纠偏限应允许有更大的灵活性。

四、超出警戒限和纠偏限的调查

对于超出警戒限和纠偏限情形的调查，重要的是要了解具体的调查内容，以建立合适的监控水平。在此建议，建立的监控水平不宜过于严格，以防止超水平后高频率的调查造成的高工作量。PDA Technical Report No. 13 指出，"通过偏差建立的数学模型能够对发生水平偏移的情况进行合理的概率分析"[2]，例如，在高于历史生物负载估值2倍标准差水平建立的警戒限，预计超过该水平的可能性为2.275%。应注意，即便过程受控，偶尔也会有个别离群值超出警戒限或纠偏限。这在 GB/T 19973.1—2015 条款 A.8.5 中有所体现，即"对一给定产品，由生物负载测定得到的数据可能不会严格服从一个公认的数学分布。尤其是某些数据出现许多零计数（有少许高计数）"。当单个值超出纠偏限时，建议不启动文件调查，但可对此进行原因分析。一般来说，建立警戒限和纠偏限的初衷，主要关注的应该是生物负载趋势，而不是个别离群值。产品生物负载可能来自环境、人员、原材料、设备、制造过程等环节，这些环节中的每一个因素都可以用于调查生物负载偏移以确定根本原因以及找出防止再次发生的方法。

对于警戒限，主要考虑以下因素：

（1）常规生物负载趋势（产品和环境）的数量和类型。

（2）回收微生物的鉴定。

（3）评估微生物对灭菌过程的抵抗力。

（4）生产人员影响（例如适当的培训或新人员）。

（5）生产过程的变化。

（6）取样和测试步骤的变化。

（7）实验室控制和监视器的评估。

（8）附加测试。

（9）生产区域的清洁、消毒。

（10）采样计划的修改。

（11）原材料和供应商的变更。

（12）水源污染。

对于纠偏限，除了上述考虑因素，还应包括：

（1）根本原因分析/调查。

（2）确定对灭菌规范的潜在影响。

当建立警戒限和纠偏限时，应有相应的调查计划。为了针对具体的情形作出灵活性的应对，该调查计划不宜太具体。[2]

警戒限和纠偏限不应作为释放产品的唯一标准。当生物负载水平高于警戒限时，不意味着产品应当丢弃或不合格；当生物负载水平高于纠偏限时，也并不表示产品不合格。只有当生物负载水平可能引起灭菌周期适当性的质疑时，才预示着产品生产过程存在着高风险因素。

五、生物负载测定与医疗保健产品灭菌标准的关系

生物负载测定与环氧乙烷灭菌、辐照灭菌过程的开发具有非常密切的关系。环氧乙烷灭菌主要有过度杀灭法、生物指示物/生物负载结合法和基于周期的完全生物负载法三大方法，其中涉及生物负载的就有两大方法。GB 18279.1—2015《医疗保健产品灭菌 环氧乙烷 第1部分：医疗器械灭菌过程的开发、确认和常规控制要求》附录A收录了生物指示剂和生物负载结合法进行灭菌过程杀灭率的确定方法，该方法是利用BI菌量反映产品生物负载总数。BI所含有的菌量等于生物负载平均值加上3个标准差，以用于建立达到期望的SAL所需的参数。实施生物指示物/生物负载法需考虑将生物指示物置于产品和装载中对灭菌过程最具有挑战性的位置。只有在数据充分，能进行有效的统计分析，且生物负载数据代表了“最恶劣”的条件，具有高置信度水平时，该方法才适用。生物负载的类型和数量应始终保持一致，且有数据证实用于设定灭菌周期的信息反映最恶劣的灭菌挑战。产品上生物负载的测定方法应经过确认，且应在确认过程中规定选择生物负载样品的方法。YY/T 1302.2—2015《环氧乙烷灭菌的物理和微生物性能要求 第2部分：微生物要

求》中除收录生物指示物/生物负载结合法外，还介绍了周期开发的完全生物负载法，不过该方法的开发过程要求极其严格，需要在开发阶段及日常生产控制中进行大量的生物负载评估工作，需要对所应用的生物负载测定方法进行回收率的验证开发以及对筛选得到的微生物进行微生物鉴定，同时需要较高生产环境和生产控制水平。[8] 对于辐照灭菌，由于其灭菌机理是用 γ 射线或电子束对微生物进行随机“射击”，对微生物的杀灭率取决于击中率，产品上微生物的数量增多，保证达到 10^{-6} 的无菌保证水平所需的“射击”密度或时间（即辐照剂量）就要相应增加。但随辐照剂量的增大，灭菌过程对材料的破坏也增大。因此，对于采用辐照灭菌的器械产品，控制医疗器械产品的生物负载水平就显得格外重要，另外，由于找不到一种更耐辐照的生物指示物，辐照灭菌不能像湿热灭菌和环氧乙烷灭菌那样用生物指示物来控制产品放行。辐照灭菌只能按照 GB 18280 和 GB/T 19973 对灭菌过程进行确认，且需按照 GB/T 19973.1—2015 对生产过程引入的微生物污染因素进行监控。

六、结语

综上所述，本节从警戒限和纠偏限的定义、基于生物负载测定数据建立警戒限和纠偏限实施要点、超出警戒限和纠偏限的相关调查及生物负载测定与医疗保健产品灭菌标准的关系等方面对 GB/T 19973.1—2015 进行解读，ISO 11737（GB/T 19973 系列标准）与 ISO 11137（GB 18280 系列标准）作为同一 ISO 项目组的起草标准，二者间存在着莫大的关联，对 GB/T 19973.1 的标准解读也应当与 GB 18280.1—2015、GB 18280.2—2015、GB 18279.1—2015、GB/T 18279.2—2015 及 GB/T 19973.2—2005 等标准联系起来，作为一个整体共同解读。2017 年 3 月 23 日，国家质量监督检验检疫总局、国家标准化管理委员会发布公告（国家标准委 2017 年第 6 号公告）称，GB 15980—1995《一次性使用医疗用品卫生标准》等 396 项强制性标准废止。作为 ISO 11737-1：2006 的等同转化标准的 GB/T 19973.1—2015，提供了生物负载测定方法，能够有效填补 GB 15979—1995 标准废止带来的监管空白，同时能更好地与国际接轨，使我国生产的医疗器械产品获得更高的认可度，GB/T 19973.1—2015 这个标准对于指导国内医疗器械的微生物检验控制具有重大意义。

参考文献

[1] Sterilization of Medical Devices—Microbiological Methods—Part 1: Determination of a Population of Microorganisms on Products, ISO 11737-1: 2006.

[2] PDA Journal of Pharmaceutical Science and Technology. Fundamentals of an Environmental Monitoring Program. PDA Technical Report No. 13, September/October 2001, Vol. 55, No. 5.

[3] The United States Pharmacopeia—National Formulary, <1116> Microbiological Evaluation of Clean Rooms and Other Controlled Environments, USP 34-NF 29, May 1, 2011—April 30, 2012, Vol. 36, No. 6, p. 633.

[4] Guidance for Industry, Sterile Drug Products Produced by Aseptic Processing—Cur-

rent Good Manufacturing Practice. Pharmaceutical CGMPs, September, 2004.

[5] PDA Bioburden Recovery Validation Task Force, Technical Report No. 21: Bioburden Recovery Validation, Journal of Parenteral Science & Technology, 1990, Vol. 44, No. 6, pp. S1 – S8.

[6] ISO 11137 – 1: 2006—Sterilization of Health Care Products—Radiation—Part 1: Requirements for Development, Validation and Routine Control of a Sterilization Process for Medical Devices.

[7] ISO 11137 – 2: 2006—Sterilization of Health Care Products—Radiation—Part 2: Establishing the Sterilization Dose.

[8] Mendes, Gisela C. C., Brandao, Teresa R. S., Silva, Cristina L. M., Ethylene Oxide Sterilization of Medical Devices: A Review, American Journal of Infection Control, 2007, Vol. 35, No. 9, pp. 574 – 581.

第二节 GB/T 19973. 2—2015 解读

一、标准概述

《医疗器械灭菌 微生物学方法》的第 2 部分共有 8 章和 3 个附录，其中附录均为资料性附录。

二、标准主要内容

灭菌是无菌医疗器械生产的重要过程，也是医疗器械生产过程中需要重点管控和定期维护的过程。此过程的有效性需要在使用前进行确认，在使用过程中对性能进行常规监控，并对设备进行维护。但是，目前在部分生产企业的生产过程中仍然存在将最终产品的无菌检查代替灭菌效果确认的情况，这种做法不能满足灭菌工艺的控制要求。灭菌过程的确认与常规控制的国家标准包括 GB 18278、GB 18279 和 GB 18280 等，本部分即为该确认过程中的无菌试验，是上述国家标准的重要补充，为医疗器械生产企业在无菌检验的整个过程管理要求提供了参考和依据。

（一）标准的适用范围

保证无菌产品的灭菌有效性确认不能通过对最终产品的无菌检查获得。本部分适用于医疗器械类产品灭菌过程的定义、确认和维护，而对产品的常规放行的无菌检查和日常检验的无菌检查，则不适用于本标准。

（二）灭菌过程的定义

灭菌过程的定义，是指生产企业或灭菌合同方根据相关产品的特性建立相应灭菌方法的过程。制订灭菌方案的时候需要考虑的问题包括灭菌方式、样品份额、包装以及生物负载等。

1. 选择灭菌方式时应该考虑的因素

（1）医疗器械是预期一次性使用包装，还是重复使用包装。

（2）储存寿命标识。

（3）重复使用周期次数的限制。

（4）产品灭菌方法。

（5）非制造商预期的其他灭菌方法的影响。

2. 样品的选择

当整批产品进行确认不可行时，可以选取一部分进行确认，即选取样品单元（SIP）。无论是使用整批产品还是SIP进行确认，在进行无菌试验时，所需产品的选择和处理程序应确保产品能够代表常规生产，包括产品的包装材料和整个处理过程都应与实际生产一致，如果不能做到一致，则应保证包装材料以及处理过程的差异不会对微生物的相关试验结果造成影响。

在选择使用SIP时，应有质量文件或标准对选择依据作出明确规定。需要注意的是，在选取生物负载不均匀分布的样品单元时，应当从被视为对灭菌过程的最严峻挑战的产品部分选取，或者由随机选取的按比例代表制造产品所用的各种材料的产品部分组成SIP。

（三）灭菌过程的确认

灭菌过程的确认，包括首次确认和再确认，其中，首次确认应用于新产品开发的灭菌过程，而再确认应用于灭菌条件（包括产品、灭菌器、工艺参数发生变化）。灭菌确认需要有程序文件规定，并且符合相关标准规定（GB 18278 ~ GB 18280），无菌加工要进行过程模拟试验（见 YY/T 0567）。

（四）灭菌的常规控制

产品经过一个得到适当确认和准确控制的灭菌过程，不是确保其无菌并使之适合于预期用途的唯一因素。还必须注意：所用原材料和/或组成的微生物状态（生物负载），随后的贮存，以及产品生产、装配和包装环境的控制。

（五）无菌试验方法

目前，无菌试验常用的方法包括直接投样法和薄膜过滤法，直接投样法为医疗器械无菌试验的首选方法。在建立无菌检查方法时，应考虑如下几点：

1. 确定具体的检验依据

应当根据具体的产品性质确定具体的检验依据，对于有具体行业或国家标准规定的产品，应依据相关行业或国家标准进行检验；对于没有明确的专项标准规定的产品，推荐使用药典作为检验标准。

2. 制定具体的试验方法

确定检验方法后，应在尽量提高检验准确度的前提下，综合考虑产品的理化性质、可操作性和便利性等，制定具体的试验方法。制定试验方法时需要着重考虑的因素主要包括：

（1）如需进行洗脱和冲洗的操作，应确定具体的洗脱液和冲洗液种类及用量，以及具体操作方法，并进行记录。

（2）在使用过滤法进行无菌试验时，应考虑过滤系统对微生物洗脱的影响。

（3）应考察产品是否具有抗抑菌成分，如果具有相关成分，需要在试验操作时最大限度地消除抗抑菌作用，例如：

①在培养基或洗脱液中加入中和剂。

②通过过滤的方法从洗脱液中除去杀微生物或抑微生物物质。

③通过增加培养基或洗脱液的体积或将产品细分为若干个试验容器等方法将杀微生物或抑微生物物质的浓度降至无效的水平。

3. 确认过程的有效性

确定具体的检验方法后，应对相应检查过程进行有效性确认，包括冲洗、转移、中和和培养等过程中使用到的具体方法和试剂，可以参考药典规定的有效性验证过程，对每一种试验菌逐一进行验证检验，并保存相关记录。对于经过验证有效的检验方法，应予以记录并作为相关产品的具体检验方法写入检验技术要求。

4. 选择培养条件

选择培养条件时，应综合考虑产品性质、制造方法、初始污染菌检查结果等，并应尽量减少整个操作过程的用时和操作步骤。

5. 外观检验

应逐日对培养物进行外观检验，生长迹象包括浊度、气味、变色、菌膜、沉淀和絮凝等，如果遇到可疑生长的情况，应通过镜检、稀释再培养和划线培养等多种方式确认。

在进行无菌检验时，要注意尽量避免假阳性和假阴性结果的出现。在试验过程中，使用已确认的无菌产品作为对照品。

第七章　医疗保健产品无菌加工

第一节 YY/T 0567.1—2013 解读

一、标准概述

无菌药品和无菌医疗器械，应当严格按照质量体系规定的要求进行生产，这类产品根据无菌生产工艺类型可以分为最终灭菌产品和非最终灭菌产品（即无菌生产工艺）两大类。

当一个无菌医疗产品不能进行最终灭菌时，采用无菌生产可以作为替代方法。这适用于溶液、悬浮液、乳剂及固体的无菌制备和分装，也适用于无菌处理、转移和填充那些不能最终灭菌的产品。

YY/T 0567 系列标准共有 6 个部分，分别为第 1 部分“通用要求”、第 2 部分“过滤”、第 3 部分“冻干法”、第 4 部分“在线清洗技术”、第 5 部分“在线灭菌”和第 6 部分“隔离器系统”，均等同采用 ISO 13408 系列标准。

YY/T 0567.1 部分为通用要求，本部分共有 11 章及 3 个资料性附录，规定了采用无菌生产工艺的医疗保健产品，生产工艺的设计、验证和日常控制的流程、程序与执行步骤的一般要求以及准则，涵盖关于整个无菌生产的总体要求和指南。

目前，我国的药品及部分医疗器械的生产均执行《药品生产质量管理规范》（GMP），YY/T 0567 系列标准与 GMP 要求原则上是一致的，而并非替代 GMP，该系列标准为医疗保健产品的无菌生产提供了更明确的实施要求。

二、标准主要内容

YY/T 0567.1—2013 标准主要内容有以下几个方面：

（一）无菌加工定义

无菌加工是指在受控环境中对无菌的产品、容器及器械进行处理。受控环境中的气源、材料、设备和人员均不得破坏环境的无菌状态。

无菌加工包括过滤除菌，因为过滤除菌是后续无菌加工不可分割的一部分。

对于无菌产品的生产来说，无菌加工工艺是一项严谨的、要求很高的专业技术。采用经过确认的系统、经充分培训的人员、受控的环境和记录完整的生产过程，以保证生产出合格的成品，是对每一生产企业最基本的要求。因此，无菌产品生产企业应充分重视并理解标准中的各项条款要求，结合实施的质量管理体系，制定并实施符合 GMP 和本标准要求的无菌生产质量保证系统。

（二）质量管理体系

1. 质量管理体系的建立

组织应该优先采用生产质量管理规范，如 2010 年版《药品生产质量管理规范》

（GMP），否则按 GB/T 19001《质量管理体系　要求》或 YY/T 0287—2003《医疗器械质量管理体系　用于法规的要求》建立并运行符合企业特性的质量管理体系。标准 B/T 19004—2011《追求组织的持续成功　质量管理方法》和 YY/T 0595—2006《医疗器械质量管理体系　YY/T 0287—2003 应用指南》给出了合适模型的指引。

组织应制定并实施产品无菌加工中的开发、确认、常规监测和控制各个阶段的文件化程序，并经过指定人员的审查和批准，应保存开发、确认、常规监测和控制的记录，以确保提供符合本部分要求的证据。

2. 职责分配

在实施、执行和监控本部分标准中所描述的程序的职责和权限过程中，应依照 YY/T 0287 标准 5. 5. 1 职责和权限的要求分配指定的职责，可以通过形成文件的包括职责和权限的职位描述，以及描述人员关系的组织结构图表的方式表达。

管理层应根据组织的规模和实际情况，确保足够数量的有资格的工作人员执行所要求的工作，并负责监督执行的情况。为了评估任何需要改进的方面，管理层应按计划要求，通过内审和管理评审审查体系的执行情况。

如果类似组织的上级来保证职责和权限，应规定上级、管理层及有资格的工作人员的职责和权限。

3. 校准

仪器仪表属于计量器具，须进行周期校准。我国计量法规定：“凡企业最高计量标准器，用于贸易结算、医疗卫生、安全防护和环境监测并列入强制检定计量器具目录的工作计量器具，都属于强制检定的范围。”企业应登记造册向政府技术监督部门申报，并由指定的技术机构执行强制检定。

对非强制检定的计量器具，企业也应制定相应的管理文件对其检定（校准）周期作出明确规定，并按程序进行周期检定（校准）。

仪器仪表的周期校准是保证这些计量器具在周期检定的有效期限内处于合格状态的一项基本措施，但是这并不等于检定合格的仪器仪表在有效期限内的准确度始终保持不变，由于生产线上的仪器仪表使用频繁，其准确度是随着不断使用而变化的（大部分是在“合格”的范围内变化）。此外，生产线上所用的仪器仪表与在实验室内使用的不同，实验室内的往往只需要在某一较窄的量程范围内使用。为了提供仪器仪表的使用准确度，生产上往往对仪器仪表在所用的量程范围内进行定期的校准。在校准有效期内读数按修正值使用，以减少由于测量误差对产品质量波动的影响。

企业应按仪器仪表的可靠性和使用设备的重要程度确定分类和校准周期，对所用的仪器仪表按规定周期进行校准。

为了保证药品生产企业的质量，国家规定药品生产企业要通过各项工程等方面验收，其中必须包括仪器仪表校准为主的计量工作的验收。凡计量工作不合格的企业，其产品不得出厂。校准合格的仪器仪表应贴上校准合格标志。

A、B 类仪器（表）标志应包括以下内容：仪器（表）编号、校准日期、校准人员姓名、下次校准日期。

C 类仪器（表）标志应包括以下内容：仪器（表）编号、校准日期、校准人员姓名。

（三）制造环境

1. 生产环境的洁净度分级

本标准中对无菌生产环境的洁净度分级与我国现行版（2010）GMP《药品生产质量管理规范》对洁净区的分级有所区别，我国GMP与欧盟GMP对洁净区级别的分类方法一致，即分为A、B、C、D级，要求如下：

（1）A级。

即高风险操作区，如：灌装区，放置胶塞桶、敞口安瓿瓶、敞口西林瓶的区域及无菌装配或连接操作的区域。通常用连续的层流空气来维持该区的环境状态，层流系统在其工作区域必须均匀送风，风速为0.36～0.54m/s。

应有数据证明层流的状态并须验证。

为保持高风险操作区环境的持续受控，一般对A级区采用限制进入屏障系统（RABs）（如图7－1），或隔离器系统（Isolator）。在密闭的隔离器或手套箱内，可使用单向流或较低的风速。隔离器系统的设计与确认要求在本标准的第6部分进行了具体的阐述。

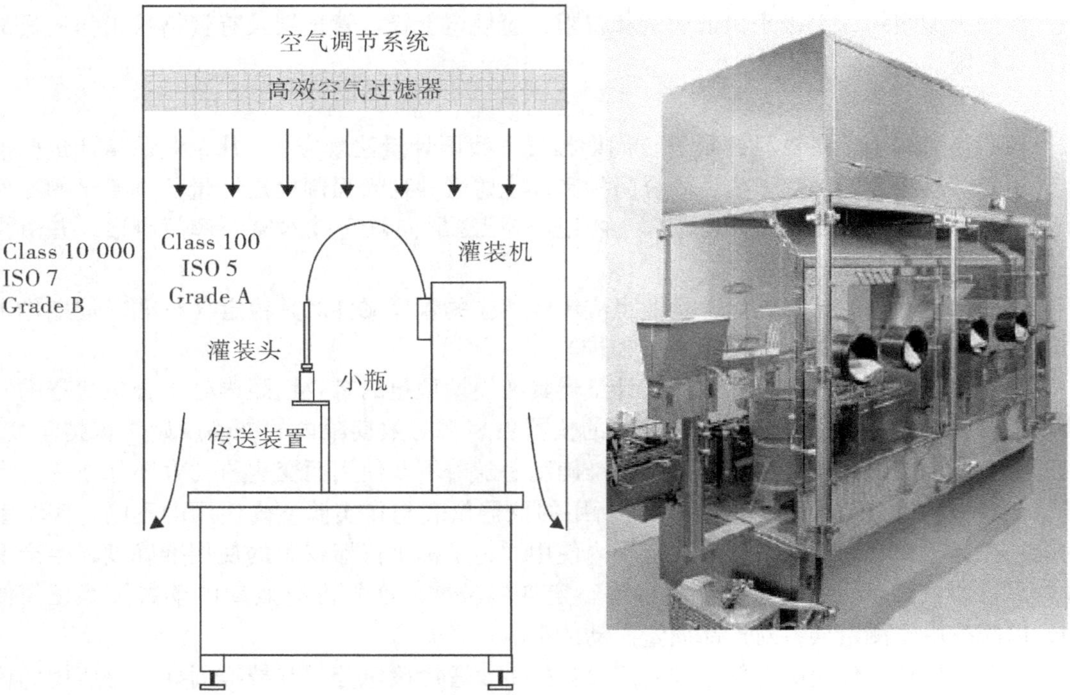

图7－1 灌装区屏障系统

（2）B级。

指无菌配制和灌装等高风险操作A级区所处的背景区域。

（3）C级和D级。

指生产无菌药品过程中重要程度较次的洁净操作区。

在本标准的附录D中列出了不同级别洁净室的分级比较，见表7－1。

表 7-1 不同级别洁净室的分级比较

传统的分类依据[a]				
标准 ISO 14644-1（微粒 > 0.5μm/m³）	YY 0567.1	（微粒≥0.5μm/m³）	欧盟 GMP 指南—附录 1[b]（动态）	欧盟 GMP 指南—附录 1[b]（静态）
ISO 5（3 520）	关键加工区	100	A 级	A 级和 B 级
ISO 6（35 200）	未定义	1 000	未定义	未定义
ISO 7（352 000）	直接支持区	10 000	B 级	C 级
ISO 8（3 520 000）	间接支持区[c]	100 000[c]	C 级	D 级
			D 级	未定义

a. FDA（［美国］食品及药品管理局）无菌生产指南（2004 年 9 月颁布）。
b.《欧盟 GMP 指南—附录 1（2003 年）》（2005 年修订草案）参考 ISO 14644 标准，但是非生物性微粒的限度有不同的定义。
c. 这些区域中的动态按照《欧盟 GMP 指南—附录 1》分为 C 级和 D 级。

2. 生产环境的控制程序

本标准中对无菌生产环境的控制程序，作出了以下要求：

（1）洁净区的布局和设计。

①房间的物理属性。

②所有洁净区的隔离。

（2）洁净区的暖通空调（HVAC）系统。

①气流速度、每小时换气次数和压差。

②关键处理区（以及如果需要，直接支持区）的气流方式。

③温度与相对湿度。

（3）为微粒和微生物所设定的适当监测参数和控制水平。

（4）公用介质的引入与排放。

（5）原料、部件、产品和废弃物的引入与清除。

（6）清洁与消毒程序步骤。

（7）规定与操作程序，包括人员进出的更衣程序。

（8）维修与维护出入口。

（9）无菌生产区（APA）中人员的行为与活动。

（10）无菌生产区（APA）内纠正措施的规定。

（11）人流。

（12）虫害控制。

3. 洁净室的设计

生产环境应根据 GMP 和 ISO 14644-1、ISO 14644-4 和 ISO 14644-7 等标准的要求进行设计。在设计洁净室时，需要考虑以下几点：

（1）结构特征。

①洁净区天花板、墙壁和地板材料应能耐受洁净区采用清洁和消毒方法，同时尽量减少微粒或微生物的脱落、聚集。

②天花板连接处、过滤器边框、照明灯等处需要作密封处理，门和墙壁上玻璃窗嵌入式安装需要与墙壁表面齐平，地板和墙壁间需要作圆弧角设计，且要作密封处理，以利于清洁和消毒。

③A 级和 B 级洁净区不得安装水槽和开放式排水通道。

（2）布局。

典型的无菌生产区域布局见图 7－2 所示。布局方面需要注意以下方面：

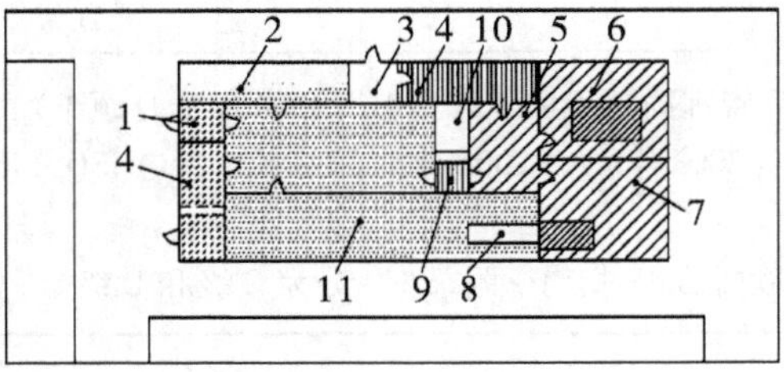

图 7－2　典型的无菌生产区域布局图

注：1—物料气闸室；2—配液区；3—气闸室；4—更衣室；5—缓冲区；6—无菌处理室 1；7—无菌处理室 2；8—洗瓶机、灭菌隧道；9—低温灭菌物料气闸室；10—湿热蒸汽灭菌器；11—最终清洗区。

①在无菌生产区（APA）的不同区域内进行配料、产品制备和灌装操作，并利用不同洁净级别房间的压差、物理屏障等设置隔离措施。不同级别区域需要考虑人员和物料进出的合理性，降低引入污染的风险。

②无菌生产区域内设备的安装布局需要考虑生产和维修人员操作的便利性。

③在向直接支持区（B 级）或关键加工区（A 级）传递产品和物料时，为防止引入污染，在低级别（C 或 D 级）与高级别区域间的墙壁布局安装灭菌设备，包括高温灭菌设备（湿热或干热灭菌柜）和低温灭菌设备（过氧化氢生物去污传递舱）。

（3）物料气闸、传递窗和产品出口。

①气闸和传递窗大小应与生产要求相适应，能够轻松、顺利地传送材料，且应配备联锁门，以防同时打开。

②物料若通过同一气闸进出时，应错时进行，或通过独立的入口气闸或出口气闸进出。

③从低级别区域传递物料进入直接支持区（B 级区）时，应对物料表面进行高水平的生物去污，而用于出料的气闸应可进行适当的清洁或消毒。

④静态的气闸室内空气环境质量应与其相连的高级别区域相对应。

⑤生产过程中，用于产品连续出料的端口应尽可能地小，且不得降低关键处理区的洁净度或隔离装置的完整性。

（4）人员气闸。

①人员和物料气闸应分开。

②更衣室应明确划分为相对清洁区域与次清洁区域。其中，清洁区域与相对应的高级别洁净区相连，次清洁区域与相对应的低级别区域相连。人员通过低级别区域进入更衣室，相对清洁区域应与其通往的区域有相同的洁净度。

③通常至少设置一个人员可从上部跨越的分隔柜，用于将气闸室的相对清洁区域与次清洁区域分开，以方便执行更衣程序。

（四）设备

用于无菌生产的设备应经过验证，包括设备的安装、运行和性能验证与再验证。验证的具体内容应符合 GMP 及本标准相关条款的规定。

设备的维护分为预防性维护和计划外维护，对于预防性维护应制订详细的计划并证明是按计划实施的；对于计划外维护，应评估维护对关键生产区环境完整性的潜在影响。

（五）人员

无菌产品生产企业应制定和执行文件化的人员培训和绩效评价过程。管理层应制定包括参与模拟生产、更衣鉴定和遵循标准程序的人员绩效评价标准。

为确保现场人员不会破坏无菌生产的环境条件，应明确具体的操作规程，并定期组织检查，确保这些规程的有效性。

1. 无菌加工区（APA）资格培训

（1）所有进入无菌加工区的人员均须通过培训，明确培训的要求和内容，对更衣进行鉴定，将结果通知管理层。对培训内容应文件化，培训效果需进行评估，并保持记录。

（2）所有无菌药品的生产应该由受过培训的人员进行操作。无菌药品生产管理者应具备相关的知识，在无菌药品的制备中具有实际经验和理论知识，在微生物学方面须经过适当的培训。

（3）所有在无菌药品生产工序工作的人员都应该完全意识到，偏离验证规程可能给产品和病人带来风险。

（4）无菌分装岗位操作人员的无菌操作技能、无菌生产过程可能发生的停机故障处理方法（维修和清洁）应通过无菌生产模拟试验来确认。

（5）培训课程内容应包括但不限于标准所要求的内容。

（6）在无菌生产部门的管理人员应该对洁净区和洁净空气装置技术有所了解，对该部门的特殊设计，如通风系统、HEPA 过滤器的位置和级别、工作台类型、隔离器设计等具备详尽的知识。

（7）在无菌工序工作的人员应该对无菌技术有特别的能力和技能。他们的无菌技术应该通过执行某些试验，如无菌工艺模拟试验，来定期地进行评估。

（8）人员培训应有文件记录，记录应保存。

2. 更衣程序

此条款主要涉及人员的更衣程序、穿戴的要求。只有经过培训、考核并衣着适当的人员方可进入无菌操作区。所有需进入无菌实验室和无菌生产区（包括 A 级及 B 级区域）工作的操作工、机修工、QC/QA 取样人员，都必须接受更衣程序的确认，并公布合格者的名单，定期监控并进行趋势分析，以确保进入无菌区的所有人员均是“会穿无菌衣”的。有条件的话，QA 部门应拍摄下每个人的更衣程序并加以保存，作为染菌的研究资料，定期进行检查。

衣着应当成为身体和已灭菌物品的暴露区之间的屏障，它们应能防止身体产生的微粒及脱落的微生物所致的污染。衣着应不脱落纤维，灭菌并覆盖皮肤、头发（在这里，衣着是面罩、头罩、胡须覆盖物、保护性眼罩和弹性手套等的统称）。如衣着的任何组成部分损坏，则应立刻更换。手套应频繁消毒。

由于人工操作生产线的局限性，操作人员必须在无菌区域工作，同时也成为无菌环境的最大污染源之一。无菌着装作为“包裹”操作人员，避免污染环境和产品的一个重要手段，它本身的无菌性就显得尤为重要。企业应建立恰当的无菌着装管理流程，并避免它们在灭菌后使用前的储存期间受到二次污染。例如，使用湿热灭菌进行无菌衣着的灭菌时，可以考虑用透气呼吸袋进行包裹，这样衣着灭菌后可以有较长的有效期（如 1 个月），有利于企业充分利用灭菌服，同时可以避免无菌衣着在储存期的二次污染。

另外，由于无菌衣着是用来“包裹”操作人员的，那么无菌衣着的材质（布料）和缝合部位的密封性就非常重要。在无菌衣着多次清洗或灭菌后这些缝合部位及材质本身的紧密性就会变差，所以要控制重复清洗和灭菌次数，避免无菌衣着的完好性“失效”，企业可以根据衣着的材质设定合理的重复清洗和灭菌次数，重复清洗和灭菌的次数应经过验证，同时在清洗后或灭菌前仔细检查无菌衣着的完好性。

普通药品生产有多种更衣布置，下面介绍几种典型布置:

（1）普通区进入 D 级清洁区的更衣。

布置图见图 7－3。进入 D 级区更衣程序较为简单，换鞋和脱外衣在一个空间完成，中间用可跨式坐柜（Sit-over）分隔前后两部分。穿洁衣间按 D 级设计，其与脱外衣间压差控制在 10Pa 即可，与气锁和 D 级生产区之间压差保持 5Pa。

（2）普通区进入 C 级清洁区的更衣。

布置图见图 7－4。C 级相较 D 级要求高，为防止外界普通区空气干扰，将脱外衣间用一道门与穿洁衣间分隔。脱外衣间有高效过滤器，有一定换气次数，按控制不分级区（CNC）考虑。穿洁衣间与脱外衣间保持最低 10Pa 压差。

（3）普通区进入 B 级清洁区的更衣。

布置图见图 7－5。普通区至 B 级区，增加穿无菌内衣房间，其与脱外衣间组成更衣前段，按控制不分级分区，空气均通过高效过滤器过滤，有一定换气次数和压差。更衣后段的穿无菌外衣与气锁静态级别按 B 级区设计。

（4）普通区进入 B 级清洁区（带退出通道）的更衣。

布置图见图 7－6。增加了退出通道设计。退出通道的分级按控制不分级分区。

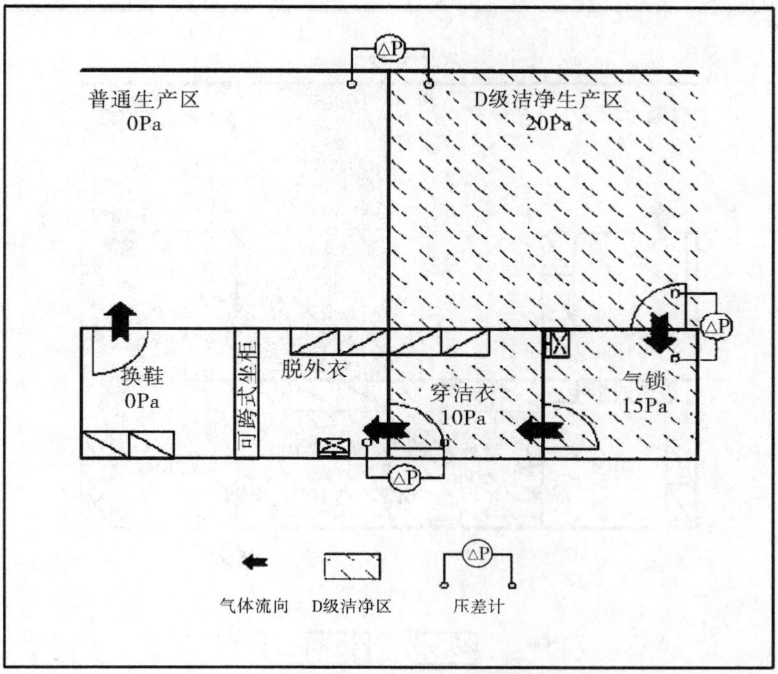

图 7－3 普通区⟶D 级洁净区更衣示例

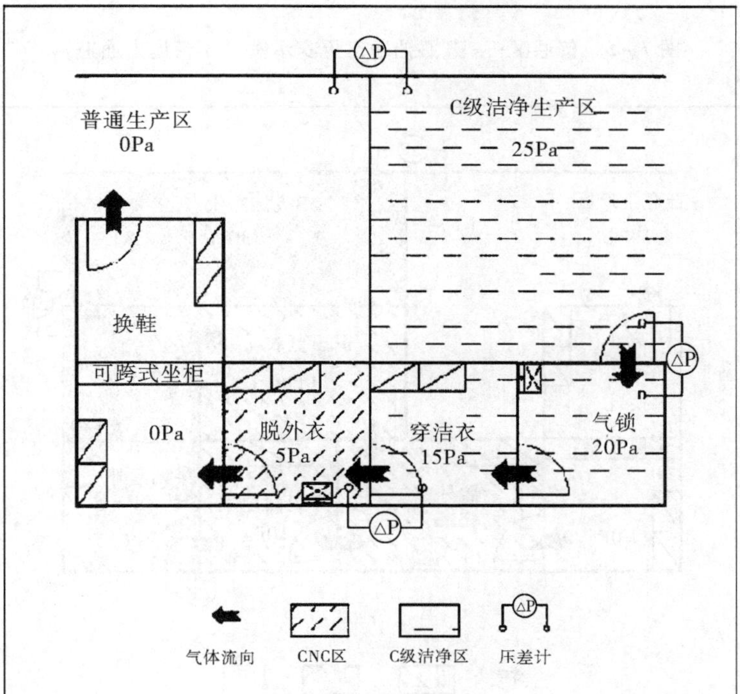

图 7－4 普通区⟶C 级洁净区更衣示例

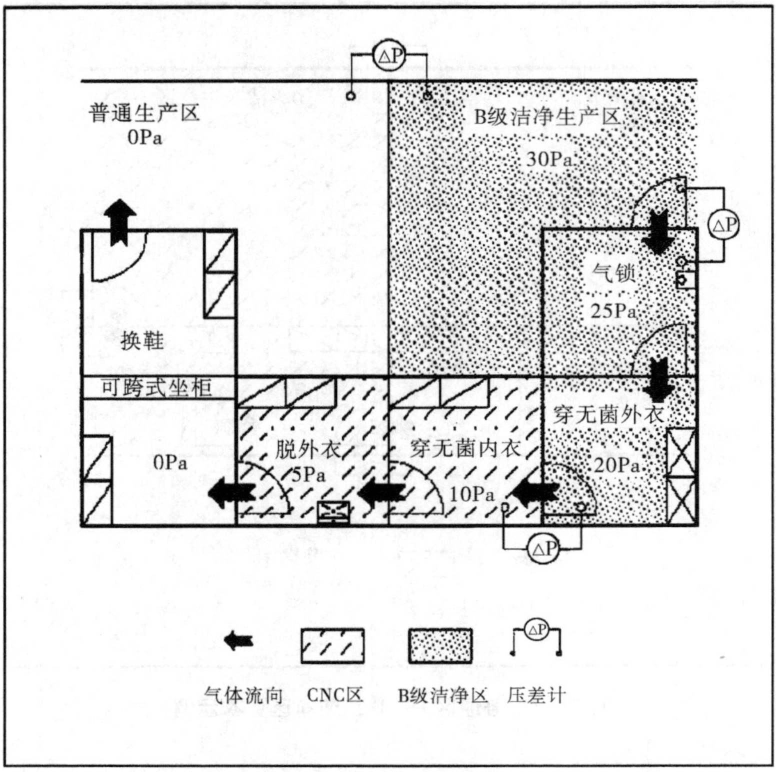

图 7－5　普通区──→B 级洁净区更衣示例（不带退出通道）

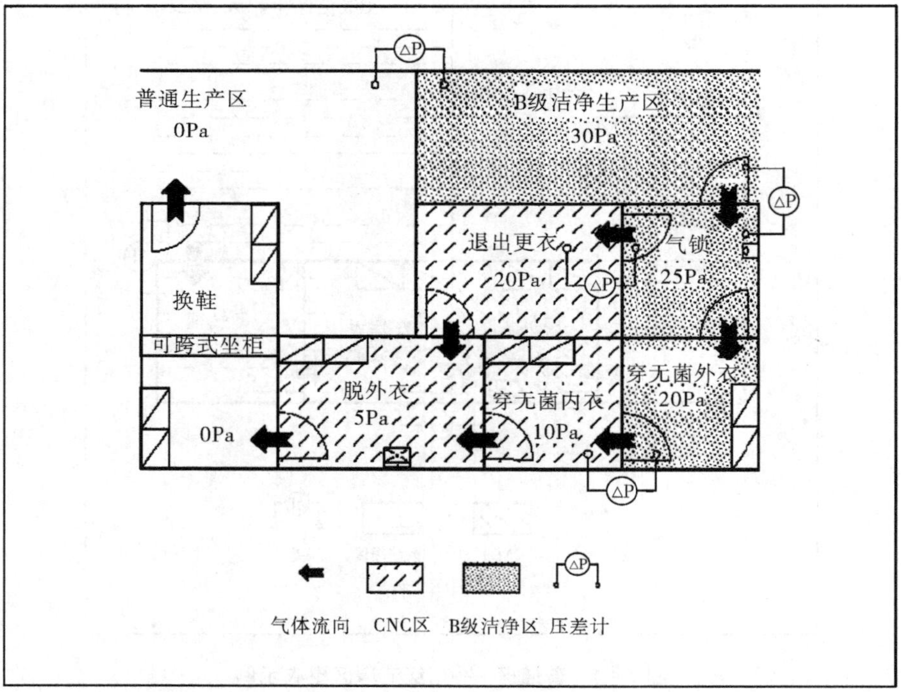

图 7－6　普通区──→B 级洁净区更衣示例（带退出通道）

3. 人员的健康

人员的卫生状况与药品质量有关，应制定规程对员工进行健康检查，并保持良好的健康状况，传染病患者或体表有创伤的人员不宜从事药品生产工作。

进入无菌操作区内的工作人员患病（如咳嗽、感冒和其他类型感染）时，应向负责的管理人员及时报告；如患病状况可能影响产品质量，管理者应给这类职工另行安排适当的临时性工作。

无菌操作区内人员应保持双手卫生，避免裸手直接接触暴露的药品及与药品相接触的生产设备表面。手不应有可见的创口，若有也应用无菌的橡胶布完全盖住伤口和感染处，人员的指甲要修剪整齐并保持清洁。不要使用指甲油或其他可能散落尘埃粒子的化妆品。

人员在生产区、仓储区内不得穿戴装饰品，不得喝饮料、吃食物、嚼口香糖和吸烟等。

（六）产品的生产

产品的无菌生产包括以下五个方面的重点内容：

（1）无菌状态的获得与维持。

进入关键生产区域的物料应经过灭菌，包括部件灭菌和去热原。而对于产品来说，更多采用过滤除菌的工艺。如采用过滤除菌，则按照 YY/T 0567.2 标准进行控制。

（2）生产过程的持续时间。

应尽量缩短无菌生产过程中每个单元操作所需的时间，并控制在规定的时限之内。特别是以下几个关键风险点：

①过滤前配制的大体积溶液的存放时间。

②灌装/装配前和灌装/装配期间已灭菌部件的存放时间。

③灌装或者无菌装配时间。

④灌装前无菌产品的存放时间。

⑤部件清洗时间。

⑥产品封闭前，已灭菌的容器和外壳的最长暴露时间。

（3）无菌生产程序。

应按已制定的无菌生产工艺文件要求进行，包括每一步骤实施的顺序。

（4）设施的清洁与消毒。

需要对关键生产区和直接支持区的环境进行清洁、消毒，所采用的清洁与消毒方法应经过验证，规定清洁剂与消毒剂的使用要求等，对清洁和消毒效果进行监测评价。

（5）设备的清洁、消毒和设备。

设备接触产品的关键表面灭菌后应达到无菌，并优先采用在线灭菌而非拆卸灭菌和无菌重新组装。对能够耐受蒸汽灭菌的设备，应优先考虑蒸汽灭菌方式，在工艺设计时就应予以考虑；而对于不能耐受高温和压力的设备，采用低温化学气体灭菌方法是可行的，诸如采用汽化过氧化氢来给冻干机、离心机及一些灌装设备表面灭菌已是非常成熟的应用。

（七）过程模拟

1. 模拟生产

（1）无菌生产过程分析。

在进行无菌加工过程模拟之前，需要全面深刻地分析无菌生产过程，确定无菌工艺模拟的验证范围，对于复杂的工艺，可以考虑将其分解成多个操作单元，进行分别模拟。标准还规定，不能以模拟生产代替产品的灭菌确认，如对于过滤除菌过程，模拟生产旨在确定生产流程对无菌加工的影响，而过滤器除菌验证旨在确定过滤器本身的除菌效果，两者的目的不同，测试方法也不同。

标准中没有强制规定要对整个无菌加工过程进行整体模拟，也没有强制规定要对各个关键操作单元进行分别模拟，可根据实际需要和每种模拟方法的优缺点，设计适合的模拟生产，两种方法的优缺点如图 7－7 所示。

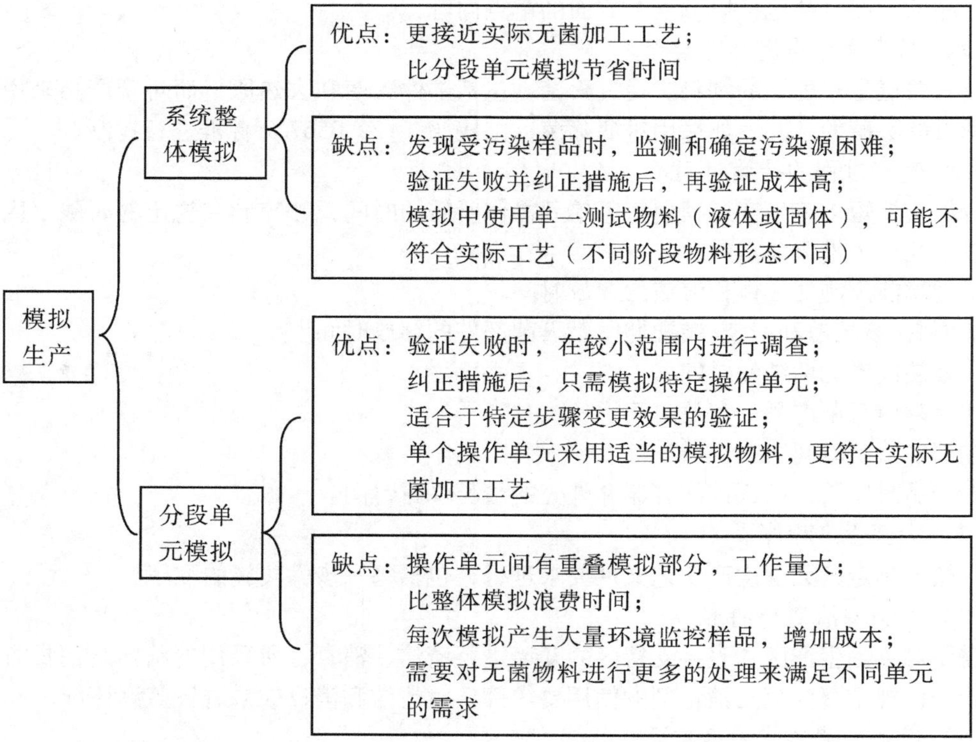

图 7－7　不同模拟生产方式优缺点

（2）模拟生产方法确定。

该条规定，对于无菌液体产品，宜采用微生物生长液体培养基替代产品模拟生产；对于粉末、半固体、固体材料（包括医疗器材）以及脂质体等，宜选择接近真实生产的模拟方法，将经过正常无菌生产处理后的替代品浸泡于无菌培养基中，进行无菌检测。

在选择模拟介质时，通常遵循两个原则：

一是选择促进微生物生长的培养基、安慰剂、实际产品（一般选择辅料）或者不选择任何介质（过程空运行）。

二是要考虑模拟介质的安全性，模拟介质不能造成不可消除的潜在污染。

表 7－2 列举了固体和液体模拟介质的选择。

表 7－2　模拟介质选择

粉末模拟介质	液体模拟介质
无菌干粉促生长培养很少被选择，因其流动性很差，且很难通过无菌处理设备 根据制药行业经验，主要选用 Lactose，Mannitol 和 Polyethylene Glycol 干粉培养基最常用 Dry Soybean－Case in Digest Medium（SCDM）大豆消化酪素琼脂培养基	促生长培养基容易溶解，可以被选用，但是使用后的清洁问题需要关注 可以选用的液体培养基：SCDM（TSB）和 Peptone Broth（蛋白胨肉汤培养基） 如果不影响促生长能力，培养基可以被稀释
被选择物料必须容易灭菌、溶解和分散，不抑制微生物的生长，而且容易在设备里面被处理	WFI 和其他溶媒可以作为模拟流体，但是溶媒不能具有抗微生物活性 液体物料一般通过 0.22μm 无菌过滤系统来获得无菌性质

2. 培养基选择及其促生长能力

该条要求模拟生产中选择的培养基必须能够生长一批指定的参照微生物，并且能够支持这些微生物由少量恢复生长，通常选择大豆酪蛋白消化物培养基作为模拟介质，如果在无菌生产环境或者样品中分离获得厌氧菌，则选择适合厌氧菌生长的培养基进行模拟生产。

对于选择的模拟介质，标准要求进行模拟介质的微生物促生长验证，且每个模拟灌装样品中阳性菌接种量不少于 100CFU。

3. 模拟程序

（1）按照常规生产程序进行模拟生产，并以文件形式编制模拟中允许干预的清单，如补料、取样、环境监测等，以及不定期出现的干预，如瓶身破损、生产线停机等。在条件允许的情况下，应尽可能选取最差条件，如最多的干预次数、最长的生产时间等。

（2）如果生产中使用的包装尺寸不统一，可以选取两个最差条件进行分别模拟：

①大包装，瓶口大，环境暴露时间长，干预少。

②小包装，瓶口小，环境暴露时间短，干预多。

（3）模拟过程中应以空气替代惰性气体作为最差条件，否则要进行厌氧菌培养。

（4）整个模拟过程中，应进行全面的环境监控，如果生产中存在长时间中断（如隔夜后继续生产），要进行中断模拟，并在中断时间内继续进行环境监控，防止环境污染。

（5）在进行正式模拟生产前，应确定以下几种情况：

①生产设施和设备验证情况：尽管无菌工艺模拟验证不是正式的工艺验证，但是，模

拟验证也是针对无菌工艺本身的一次较全面的评估和核实。因此，在进行无菌工艺模拟验证之前，用于生产无菌原料药的各种设备和系统应该先验证并符合相关要求。

②公用系统验证情况：用于无菌加工过程的公用系统，例如：注射用水系统、纯化水系统、压缩空气系统、蒸汽灭菌系统，以及用于空间消毒的臭氧消毒系统等，都应该在无菌工艺模拟验证之前进行验证并符合要求。

③无菌检验方法验证情况：为了准确评估无菌工艺的保证能力，正确检测和评估样品的无菌性质，用于无菌检验的方法应该先经过验证并符合相关要求。

④除菌过滤工艺验证情况：对于除菌过滤工艺，要进行工艺验证，确保该工艺符合除菌过滤的效果。

⑤清洗验证情况：应对使用的模拟介质清洗进行验证，防止对后期产品生产造成污染。

4. 培养基灌装单元的培养和检验

（1）该标准规定，每瓶灌装量可以少于实际产品灌装量，但是必须保证能够润湿整个灌装瓶内表面，并且保留一定空间，以保证可能有的微生物能够生长。同时还要求，灌装瓶必须有足够的透明度，能够进行浑浊度分析，如果原始灌装瓶透明度不够，应该在灌装完成后，充分润湿内表面后将模拟介质转移到透明容器中。

（2）灌装完成后，对于有泄漏、破裂的灌装单位，即使检验结果是合格的，也应该剔除和记录这些灌装单元。

（3）灌装单元培养不得少于 14 天，通常建议分段培养：20℃ ~25℃ 培养 7 天；30℃ ~35℃ 培养 7 天。前者有利于真菌生长，后者有利于细菌生长。对于污染的灌装单元，要对微生物种类进行鉴定，要求鉴定到种类的水平。聚合酶链式反应（Polymerase Chain Reaction，PCR）可以用来进行污染微生物的分子生物学鉴定。

5. 初始性能鉴定

（1）对于一条新的生产线，需要根据生产模拟来进行初始性能鉴定，以确定工艺过程能够生产出符合质量要求的产品。该条要求模拟时要灌装足够数量的单元，没有规定具体灌装单元数量，但是模拟灌装单元数量和最后的合格标准有一定关系，并且规定了不同灌装单元数量的合格标准。通常对于实际工艺批生产量少于 5 000 灌装单元的，要模拟实际灌装单元数量；实际批生产量大于 5 000 灌装单元的，可以选择模拟全批次灌装单元数量或者 5 000 ~10 000 个灌装单元数量。

（2）对于初始性能鉴定，至少要模拟生产 3 次。所有 3 次模拟生产的灌装单元，如果有 1 个灌装单元被污染，则需要根据不同情况进行处理：

①每次模拟灌装单元数量不超过 5 000 个，需要调查原因，完成纠正，并重新进行生产模拟。

②每次模拟灌装单元数量超过 5 000 个，少于 10 000 个，则需要调查原因，完成纠正，可以根据实际情况判断是否需要重新进行生产模拟。

③每次模拟灌装单元数量超过 10 000 个，则只需要调查原因，并完成纠正，不要重新进行模拟生产。但是如果所有灌装单元中有超过 1 个（2 个或 2 个以上）的灌装单元被污染，则不论灌装单元数量多少，都要进行原因调查和纠正措施，并重新进行模拟生产。

可以按图 7－8 所示的关键点进行污染原因调查，但不仅限于这些原因。

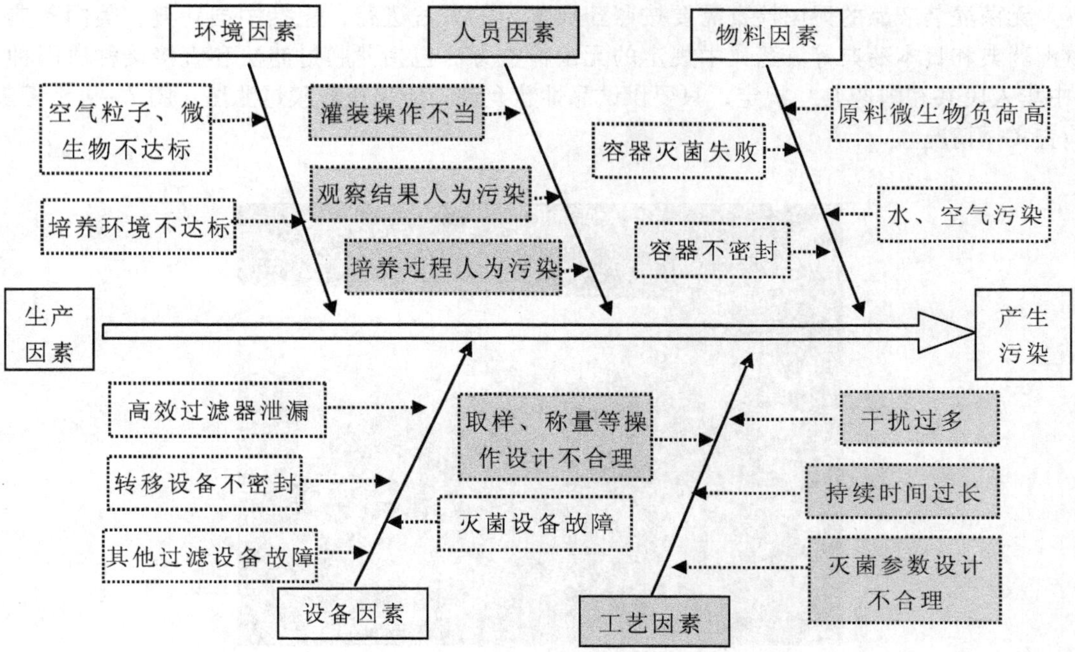

图 7－8　模拟生产失败原因调查

6. 定期的性能再鉴定

完成初始性能鉴定的工艺过程，在进行实际工艺生产时，要定期对工艺性能进行再鉴定。该条要求每年至少进行两次性能再鉴定的模拟生产（即半年一次）。灌装单元数量和接受标准与初始性能鉴定相同。

7. 重复性能鉴定

除了对生产工艺进行初始性能鉴定和定期性能鉴定，在特定情况下，还需要对生产工艺进行重复性能鉴定，包括如下情况：

（1）灌装线复检失败。

（2）工艺生产线长时间没有使用，如一年或以上。

（3）存在可能影响无菌过程的变化，如更换除菌过滤器材质或压力、流速等过程参数发生变化或岗位人员发生明显变化等。

8. 模拟生产的文件

该条要求详细记录模拟生产的运行参数、物品信息、人员信息，以及结果分析、污染物鉴定、污染源调查结果等。调查出污染源后，实施纠正措施，可以提前进行额外运行，判断纠正措施的有效性后，再以修订后的方案进行模拟生产。

条件允许时，可以进行过程录像，以利于模拟生产回顾。

9. 已灌装产品的处置

按规定，在同一生产线模拟生产结束前，所有灌装单元都需要进行隔离，防止不同生产线间灌装单元在生产或培养期间互相干扰。

（八）无菌测试

无菌灌装产品的无菌检查需要按照药典规定的方法进行，包括中国药典、美国药典、欧洲药典和日本药典等。药典中规定的无菌检查方法包括薄膜过滤法和直接接种法两种。《中华人民共和国药典》规定，只要供试品性状允许，应采用薄膜过滤法。图7-9是无菌检查实操情况。

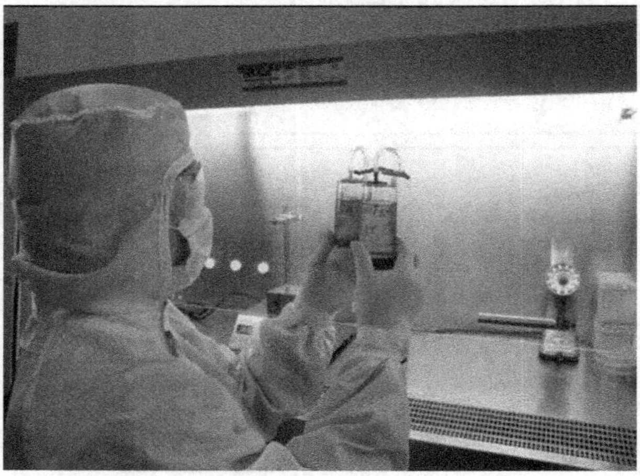

图7-9　无菌检查

当无菌检查出现阳性结果时，需要对无菌检查的阳性单元进行评估，并同时开展查找污染源的调查，包括进行微生物的鉴别，以确定微生物生长是否由于试验过程中污染而导致。

应根据车间和无菌检查实验室环境微生物监测的情况，评估无菌阳性单元中分离出的微生物类别与环境中微生物之间的相关性。

无菌检查的详细要求，需要参考药典规定。

第二节　YY/T 0567.2—2005 解读

一、标准概述

医疗产品无菌加工过程中的过滤工艺过程应执行YY/T 0567.2—2005《医疗保健产品无菌加工　第2部分：过滤》（ISO 13408-2：2003，IDT）。

YY/T 0567.2—2005共分成12个部分和一个附录，规定了医疗产品无菌加工中对除菌过滤工艺条件和除菌过滤器组件等的要求，同时还为过滤器使用者在医疗产品无菌加工过程中选择合适的过滤器和确定过滤工艺条件提供了指南性建议。YY/T 0567.2—2005 还详细描述了医疗产品无菌加工工艺中除菌过滤工艺验证的关键细节和接受标准。

二、标准主要内容

YY/T 0567.2—2005 标准主要从以下几个方面规定了医疗产品无菌加工过程中除菌过滤器的选择和使用，以及除菌过滤过程的规范性要求：

（一）除菌过滤器的选择

1. 根据数据选择过滤器

根据过滤器制造商提供的数据选择过滤器和过滤器组件，选择时应咨询过滤器制造商关于过滤器物理和化学特性的相关信息，内容包括：

（1）过滤器组件的材料（如滤芯的支撑材料、滤壳、密封材料等）。

（2）滤膜的亲水性或疏水性。

（3）滤芯的兼容性，包括标准溶剂（如纯化水、乙醇和异丙醇等）中溶出物，以及与常用化学试剂的化学相容性等。

（4）滤芯的物理耐受能力，如：耐压性、耐热性，以及累计灭菌时间和灭菌循环次数等。

（5）滤出液可见异物情况，常用的过滤器必须没有可见颗粒物和纤维脱落。如果在工艺中需要使用石棉类有纤维脱落的过滤器，必须有证据证明下游的脱落纤维被去除。

（6）滤芯的标称孔径（除菌级过滤器，通常孔径为 0.22μm 及以下），以及与孔径对应的达到除菌过滤效果的完整性检测数据（泡点值、前进流，以及针对疏水性滤芯的水侵入测试）。

（7）疏水性滤芯的测试。以前的测试方法是经过乙醇或异丙醇润湿后测试泡点值，现在逐渐被水侵入方法替代，后者以纯化水作为媒介，不会污染滤芯。

（8）生物安全性数据，如溶出物的体外细胞毒性检测等。

以上关于滤芯的所有信息都可以直接向滤芯制造商索取，滤芯制造商在产品投入市场前已经进行了以上数据的收集和分析。该标准还要求制造商出具每一支滤芯的质量证明文件，内容包括滤芯的完整性、生物安全性、脱落物、溶出物、兼容性、耐热性、耐压性等，该要求同样适用于滤膜和滤板产品。

2. 根据流体性质和过滤参数选择过滤器

根据实际除菌过滤工艺中流体的性质和过滤参数选择合适的过滤器。选择时，应根据过滤产品的特性（黏度、酸碱度、亲水和疏水性等）选择过滤器各组件的材质；根据过滤工艺参数（过滤压差、过滤时间、过滤温度、批过滤量等）选择适合的过滤器尺寸等；对于新工艺或改进型工艺，在选择过滤器时，应根据工艺参数，进行可滤性实验，筛选适合工艺和产品特性的过滤器。

在选择过滤器时，应考虑过滤器组件与待过滤药液的兼容性、吸附性和溶出物含量，防止有效成分被过量吸附和来自过滤器的有害溶出物影响药品质量。

（二）过滤过程

YY/T 0567.2—2005 标准第 7 部分主要从过滤工艺流程中关键环节的操作和文件确认

以及除菌过滤器的细菌截留验证两个方面来规范除菌过滤工艺。

1. 过程参数

过滤器在用于过滤工艺之前，要确保不会因为过滤器本身而影响过滤药液的产品质量，即要保证过滤器的使用不会降低有效成分含量，也不会向药品加入其他非药品原有成分。滤芯使用前要进行充分的冲洗，以保证不会带入其他颗粒物、易氧化物和溶出物等。冲洗过程需要经过验证，并有获得验证的规范冲洗操作流程。此外，针对过滤系统（包括管路系统、连接系统等）也要建立经过验证的清洗流程。

需要形成标准的过滤工艺参数文件，设定每个参数的数值范围，保证批与批之间具有重复性，有利于产品质量的稳定和工艺有效性验证的操作。

在过滤器重复使用方面，可以参照过滤器制造商提供的滤芯累计灭菌时间和重复灭菌次数。通常实际生产中，重复使用次数少于制造商提供的重复灭菌次数，原因就是在实际生产中，过滤器接触过药液，并且在一定压力下工作。所以不能以供应商提供的重复灭菌次数作为过滤器的重复使用次数，而应该以过滤器的实际完整性数据作为评价依据，并且应当对重复使用进行验证。

过滤器的完整性检测，通常可以按照制造商提供的数据，以标准流体（通常是纯化水）充分润湿过滤器后进行检测，根据制造商提供的完整性数据限值，来判断过滤器是否符合除菌过滤要求；过滤器使用者也可以用其他流体（如过滤药液本身）作为润湿介质充分润湿过滤器后，再进行完整性数据检测，此时获得的完整性数据不能直接依据制造商提供的标准流体完整性数据限值来判断其是否符合要求，需要通过与细菌截留挑战结果相关联来进行判断。过滤器使用者自己或者委托第三方实验室（如过滤器制造商）通过相关实验来获取润湿流体润湿后的过滤器的完整性数据合格限值，选择的润湿流体应该与过滤器兼容，不损坏过滤器的物理特性，也不会带来新的杂质，所以通常选择过滤药液本身，或者批间处理冲洗液等。

从制造商或者实验获得过滤器的完整性数据限值后，应制定过滤器完整性检测规程，包括检测方法、润湿介质、接受标准，以及检测失败后的调查方法。通常可以按照图 7－10 所示的操作方法进行失败排查。

对于空气过滤器，标准要求定期对其进行完整性检测。空气过滤器的完整性检测主要有两种方法：有机溶剂润湿后的泡点检测和干燥滤芯的水侵入检测。前者是早期常用的检测方式。随着技术的发展，利用仪器测试干燥疏水性过滤器的水侵入数据已经开始被普遍认同和采用。其优点是：

（1）不需要接触有机溶剂，从而不需要清洗处理，也消除了有机溶剂残留的可能性。

（2）仪器检测，数据更准确，可重复性更高。

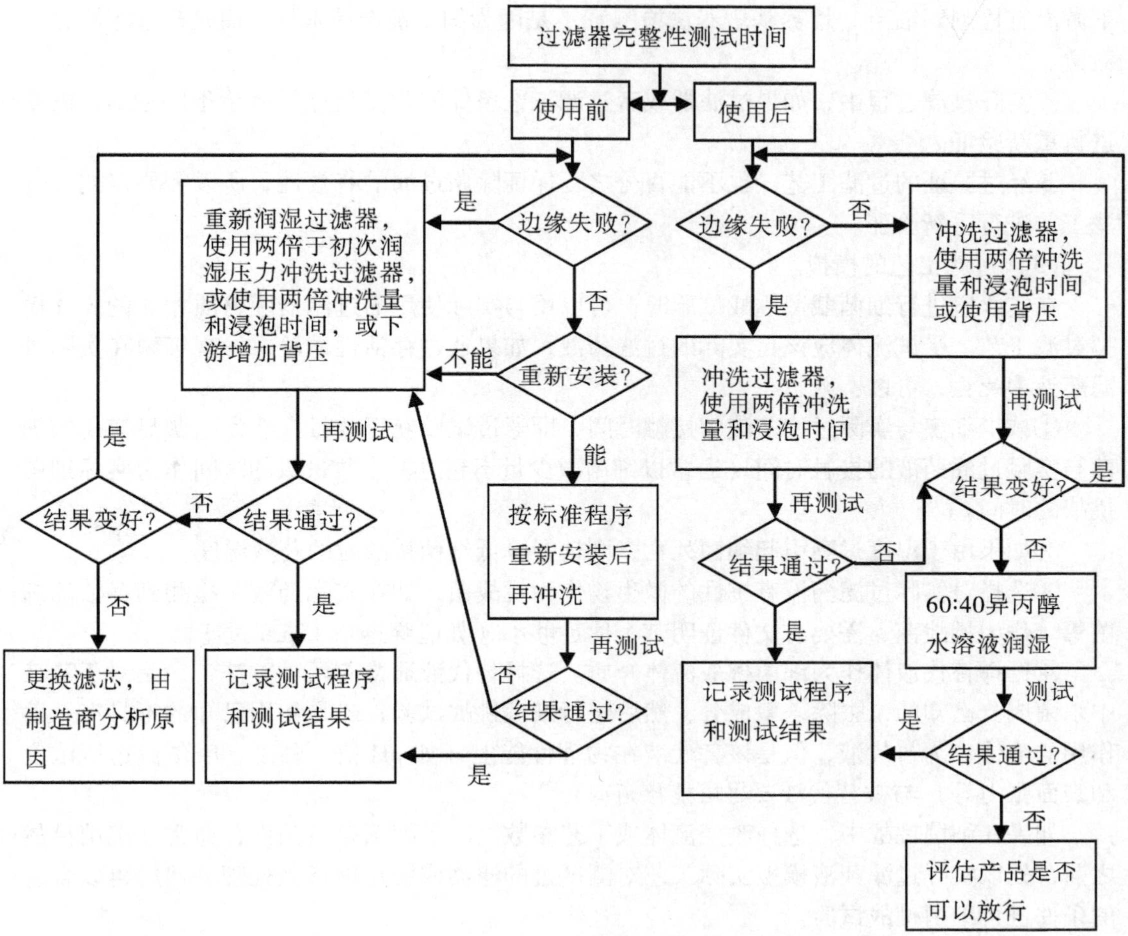

图 7－10　失败排查示意图

2. 过滤器对特定流体微生物截留的确认

（1）除菌过滤工艺。

除菌过滤工艺的主要目的就是除菌。制造商标称孔径 0.22μm（或以下）的除菌过滤器，在标准流体（通常是纯化水）中能够过滤去除所有细菌。对于实际的除菌过滤工艺，由于产品不同、工艺参数不同，过滤的效果也不一样，从而需要针对特定的生产工艺，进行参数模拟，完成细菌截留挑战验证。

（2）截留验证试验。

过滤器的细菌截留验证试验要注意以下几点：

①选择工艺参数中的最差条件（即最严厉的工艺参数），如最长的接触时间、最大的过滤压差、最高的过滤速度等。

②选择至少连续三个批次的过滤器（或与过滤器材质相同的膜片），而且至少有一个批次的完整性数据接近完整性数据合格限值（如合格限值10%以内）。

③细菌截留挑战验证前要进行挑战细菌在待过滤产品中的存活性验证，以保证过滤器

下游没有检测到细菌（培养基培养法检测）不是因为细菌被产品杀死，而是被过滤器有效截留。

④实际过滤过程中，如果过滤器或者过滤工艺条件的改变超过了最差条件范围，需要进行重新验证。

⑤经过验证的过滤工艺，也不能百分之百保证除菌过滤的有效性，所以需要定期对过滤工艺进行重新验证。

（3）过滤工艺的模拟。

在实验室进行细菌截留挑战试验时，可以用与实际使用的过滤器膜材质相同的膜片模拟过滤工艺。受试流体应该是实际的过滤药液，如果通过存活性试验，发现细菌在实际过滤药液中死亡，可以：

①减少细菌与实际过滤药液的接触时间，即通过试验获得数量没有发生明显变化的细菌与实际过滤药液的接触时间（通常以细菌减少量不超过一个数量级的时间作为实际细菌挑战的时间）。

②如果由于温度过高引起细菌死亡，则选择降低细菌挑战时的药液温度。

③选择对实际过滤药液有抗性的微生物作为挑战菌，如在实际药液中检测到存活的细菌等。作为挑战菌，需要有文件证明其个体足够小（如能穿透 0.45μm 过滤器）。

④选择替代液体作为细菌挑战流体介质。选择替代液通常有两种方法：一是对于药液中杀菌成分已知的，去除杀菌成分，然后进行细菌挑战试验；二是使用已知的不具有杀菌作用的液体作为替代液，但是该替代液在物理性能上（如 pH 值、黏度、摩尔渗透压浓度和表面张力等）与被替代液要尽可能接近。

如果在细菌挑战中，选择改变流体或工艺参数以满足细菌存活条件，通常在细菌挑战之前，先以实际过滤药液模拟实际工艺对测试过的滤器或膜片进行预处理，然后再以合适的条件进行细菌挑战试验。

（4）细菌挑战水平。

本条规定除菌过滤器的验证必须满足细菌挑战水平不低于 10^7 CFU/cm^2，且下游没有挑战细菌泄漏。此外还规定，如果必须降低挑战水平，需解释降低挑战水平的原因。例如，对于脂质体等特殊流体，当采用标称孔径 0.22μm 的除菌过滤器，在挑战水平达到 10^7 CFU/cm^2 时，不能完全截留细菌，那么在这种情况下，可以自己制定挑战水平，但必须有数据证明原始过滤药液中微生物负荷水平远低于设定的挑战水平。

（5）挑战菌株种类。

标准中没有严格规定细菌挑战使用的挑战菌株种类，常规使用的都是缺陷假单胞菌（Brevundimonas Diminuta，ATCC 19146）作为除菌过滤器验证的标准菌株，也可以使用其他菌株作为挑战菌，尤其是已知生产工艺中存在某种微生物能够穿透标称孔径 0.22μm 的除菌过滤器，但必须有证据证明其足够小，并有文件规范其标准的制备流程和检验方法。

（三）过滤系统设计

本条中给出除菌过滤系统的设计规范和注意细节。除菌过滤系统的设计必须能够确保过滤过程在预先设定的参数范围内运行，尽量减少系统连接数量，而且终端除菌过滤应接近灌装点，还要防止呼吸器（空气过滤器）意外受潮，以保证工艺的无菌性。为防止呼吸器受潮，实际工艺中，可以在呼吸器外包裹加热套。

系统设计时还应该考虑系统的在线灭菌和其他灭菌组件的无菌组装，同时还要能够进行滤芯的在线完整性检测，如果灭菌后使用前检测完整性，系统的设计要能够确保检测的无菌性。

（四）常规过程

本条中规定除菌过滤过程所有操作需要形成文件，包括系统的组装、检查、清洗、灭菌以及过滤过程参数控制等。对于一个成熟的过滤工艺，需要有数据证明除菌过滤前的原始药液生物负荷水平符合除菌过滤要求（除菌过滤器前微生物负荷水平不得超过 10 CFU/100mL），如果生物负荷高，需要使用减菌级过滤器（标称孔径 0.45μm 或 0.22μm）进行预过滤。

过滤过程结束后，应尽可能在不做任何处理或经过冲洗后，在原来位置进行过滤器完整性检测，以评估整个除菌过滤系统在过滤完成后是否符合完整性限值要求。使用者可以直接在药液润湿状态下检测完整性，但是获得的完整性数据需要跟细菌挑战结果相关联才能判断是否符合要求，所以通常在过滤工艺设计时进行一系列实验，获得实际过滤药液润湿状态下的完整性数据与细菌挑战结果的关联性。这些试验可以使用者自己完成，也可以委托第三方（如制造商）完成。

（五）过程文件

本条主要强调要注意记录关键点的过程参数和完整的批生产记录信息。

虽然操作都是按照标准操作流程进行的，包括过程参数的设定，但在实际运行中，还是会有细节性的差异。记录实际运行参数值，有助于对后期产品质量的回顾。

同样，批生产记录信息越详细，就越有利于后期产品质量回顾。除了记录 YY/T 0567.2—2005 中的 10.2 规定的相关信息，生产者还可以补充记录其他信息，如生产中出现的异常现象等。

（六）维护和更改控制

对于除菌过滤系统中的关键计量仪器，要制订定期校准计划并实施；对于关键设备，要制订定期维护计划和维护程序并实施。

过滤过程任何一项参数发生变化，都需要以文件形式记录变更信息，如果是关键参数变更，还需要进行验证。

过滤器制造商的过滤器生产工艺参数发生变化，应该告知过滤器使用者，并协助评估变化对过滤过程和最终产品的影响。这一点可以通过协议进行约定，并在使用者的供应商审计时验证其是否按照约定实时告知了过滤器生产工艺参数的变化。

（七）操作者培训

除菌过滤过程操作者在上岗前，需要按照 YY/T 0567.2—2005 中第 12 条的要求进行岗前培训。

三、实际应用

在无菌药品生产中，如果能够在最终包装中进行湿热灭菌的，不能以除菌过滤工艺替代。对于不能进行无菌药品最终灭菌的，当选择使用除菌过滤工艺时，需要按此标准执行。对于灭菌产品，为了保证药品品质，虽然最终包装中要进行湿热灭菌，但在生产过程中通常也会选择利用过滤工艺来降低微生物的污染负荷，该标准也适用于此种情况下的过滤工艺。

四、注意事项

（1）标准的适用性。

本标准不适用于去病毒产品的过滤工艺，也不能对有效成分颗粒大于过滤器孔径的产品进行除菌过滤，如细胞疫苗等。对于无法进行最终湿热灭菌，也无法进行过滤除菌的产品，可以采用无菌工艺进行产品生产。

（2）与《药品生产质量管理规范（2010 年修订)》内容配合使用。

在现行 GMP《药品生产质量管理规范（2010 年修订)》附录 1“无菌药品”中，对于无菌药品的生产有相关规定，其内容大部分与本标准基本一致，在细节规定中，可以相互补充，以完善除菌过滤工艺，保证无菌药品质量。如附录 1 第七十五条建议在除菌过滤工艺接近灌装点位置增加第二支除菌过滤器作为冗余过滤，从而降低除菌过滤的风险。此外，针对除菌过滤器不能完全滤除产品中的病毒和支原体这一不足，该条款还建议采用热处理的方法来弥补。

第三节　YY/T 0567.3—2011 解读

一、引言

随着全球生物医药行业的迅速发展，新上市的注射剂产品越来越多，而许多药品原料本身的化学性质不稳定，易变质，所以需要将这些药物研制成冻干制剂，因此冻干法的使用越来越广。

我国政府和医药行业非常重视冻干法，随着《药品生产质量管理规范（2010 年修订)》(GMP）的实施执行，医药行业对冻干设备制定了新的产品标准，同时对冻干设备的在线灭菌、在线清洗、隔离系统等功能也相应地制定了新的标准。

二、背景

冻干是真空冷冻干燥的简称，其原理是将物料冷冻，使其含有的水分变成冰块，然后在真空下使冰升华而达到干燥目的。药用真空冷冻干燥机配备的设备主要有：箱体、加热体系、真空系统、制冷系统、控制系统。随着新版 GMP 的实施，冻干机的所有系统必须经过确认和复验，这些过程必须有完整的记录，同时新版 GMP 对药品冻干环境监控更加严格。冻干机的附属配置，例如在线清洗、在线灭菌、自动进出料等，在我国得到了广泛的使用，该附属配置的应用大大降低了冻干制剂的无菌风险。

YY/T 0567.3—2011《医疗保健产品无菌加工　第3部分：冻干法》是经冻干设备厂商生产技术人员、GMP审查专家等共同讨论、总结出来的标准，该标准详细阐述了从冻干设备的设计、选型到药品冻干过程的文件控制、过程控制。该部分标准内容完全符合新版GMP的理念，所有与药品质量有关的过程、阶段必须进行控制，包括文件控制、过程控制，这些控制贯穿于设备的整个生命周期。

YY/T 0567.3—2011的全部条款都与冻干法标准息息相关，该标准的根本宗旨是生产出安全有效的、质量合格的产品，为人类健康事业做贡献。

三、主要内容

YY/T 0567.3—2011《医疗保健产品无菌加工　第3部分：冻干法》标准分为九个主要条款，前三个条款分别是范围、规范性引用文件、术语和定义。下面介绍该标准的其他主要条款要求。

（1）第四条：质量体系要素。

2010年版GMP要求与药品生产相关的所有过程必须有文件系统支持，风险管理意识贯穿于整个药品生产周期。冻干设备的设计、生产等流程与药品质量息息相关，因此冻干设备的整个流程也需要进行文件化控制和程序化控制。该质量体系的文件系统包含了冻干机的开发、确认、常规监测、控制、维护阶段的整个环节。该文件化控制工作需要程序化和专人管理，对整个环节的文件、记录进行管理，需要对所有的仪器、测量系统的校准制定文件化系统，并且需要制定针对不合格的测量工具、测量系统的控制程序及纠正措施。

（2）第五条：产品定义。

该部分主要阐述了冻干产品的文件化管理，同时强调在产品经过特定的冻干过程后，需要对产品进行检测，确定是否符合相关的安全、质量和性能要求。

（3）第六条：过程定义。

该部分阐述需要对冻干过程进行研发，确定关键过程参数，比如温度、真空度等。所有过程都必须有相应的记录，记录必须文件化管理，根据GMP的要求，对在线清洗、在线灭菌也必须进行文件化管理。

（4）第七条：用户要求。

该部分主要从设备特性、产品处理、微生物和微粒的环境监测、清洗和灭菌、通风过滤系统、冻干机泄漏试验等方面对用户的要求进行了阐述。冻干设备生产厂商需要对冻干设备用户要求的设备特性详细了解，设备特性贯穿于冻干机设计、车间布局、冻干机性能等方面。设备特性直接决定冻干机的配置、冻干机布局，因此该部分必须执行，对冻干机的配件及安装要求必须文件化。产品处理部分主要是冻干产品装载、卸料两个环节，冻干设备设计时，需要符合方便装载和卸料两个环节。环境监测环节贯穿于整个冻干生产过程，清洗和灭菌采用在线控制，需要对在线清洗、在线灭菌的设计和配置也进行文件化管理。冻干机设计和布局必须与公用工程系统相匹配，冻干机泄漏试验需要符合客户的要求，同时泄漏试验过程需要文件化管理。

（5）第八条：确认。

该部分涉及设计确认、安装确认、运行确认、性能鉴定、过程确认、确认的复核和批准。确认部分的内容需要冻干机设备厂商与冻干机使用厂商共同完成，设计确认到设备过程确认的整个过程，所有性能参数、指标必须符合冻干机使用厂商的要求，同时确保设备能持续运行，所有的确认过程都需要文件化管理，同时需要建立复核、批准机制。

（6）第九条：常规监控。

常规监控主要包括：操作人员培训、SOP 建立、设备维护、重新鉴定、设备变更控制等，该部分主要是证明已确认和规定的过程，使之有利于设备长期稳定地运行。

四、结语

随着国家对冻干的标准的制定和施行，以标准为衡量尺度，设备制造商建立文件控制系统，为制药企业 GMP 实施提供文件系统保障，有利于冻干制剂的发展。随着科学技术的发展，冻干设备制造技术、冻干药品生产技术都会得到发展。

国家、制药装备行业都会不断推出新的标准以满足冻干药品的生产需求，以推动中国冻干设备走向国际化。

第四节　YY/T 0567.4—2011 解读

一、标准概述

无菌加工对加工系统的“洁净”提出了很高的要求，对于无法拆卸进行清洗灭菌的系统零部件要进行在线清洗和灭菌，以保证系统无菌。清洗是灭菌前很重要的预处理，有效的清洗可以将影响灭菌效果的各类杂质去除，从而保证灭菌效果。特别是无菌加工的管道系统，由于管道系统无法进行直接的内表面检查，所以，制定严格的在线清洗要求尤为重要。

在线清洗目前在药厂被广泛应用，如药厂的管道系统——注射水系统、药液配制系统等，所以，本节从药厂在线清洗的角度对标准进行解读。

二、标准主要内容

（一）提供相关文件并进行确认

标准中的“确认”章节提到了设计鉴定（Design Qualification，DQ，又称作设计确认）、安装鉴定（Installation Qualification，IQ，又称作安装确认）、运行鉴定（Operation Qualification，OQ，又称作运行确认）以及性能鉴定（Performance Qualification，PQ，又称作性能确认），以上文件统称为系统的 4Q 文件。

4Q 文件贯穿于在线清洗系统的设计、安装、使用过程，设计阶段需要提交设计确认 DQ，使用方确认后方可进行下一步的设计、制造。系统到达用户现场后，首先是安装确认 IQ，安装并进行确认后再进行运行确认 OQ，即设备调试，系统在最终投入生产使用前进行性能确认 PQ，确认性能符合要求后，投入生产。有了 4Q 文件的支持，就可以对系统进行从设计、制造到投入使用的全程有效监控，并形成文件记录。

（二）在线清洗系统设计的要求

医用保健品的无菌加工涉及无菌工艺，所以在线清洗技术对设备和系统的技术要求与药厂对在线清洗技术的要求基本一致，在本标准的“过程和设备特性”“清洁剂特性”章节中，对所清洗的设备、在线清洗设备本身以及清洁剂提出了要求。通过对内容进行学习解读，不难看出在线清洗系统对卫生级的要求，即所清洗的设备、在线清洗设备本身的清洁剂都要做到清洗后无残留。减少残留对降低交叉污染风险很重要，这也是药厂实施 GMP 的一个很重要的意义，所以卫生级是目前药厂对清洗设备和管道系统的一个最基本的要求。

对医用保健品的无菌加工来说，需要在线清洗的设备是无菌加工的重要组成部分，在线清洗系统本身也是和需要清洗的设备相连通的（处于清洗状态时），为减少无菌制品批与批之间的交叉污染和加工设备对无菌制品的污染，需要对加工设备进行定期的清洗和灭菌。由于设备是在线清洗的，所以，设备的设计需要符合易清洗、无残留，即卫生级的要求。

（三）清洗效果验证

在线清洗设备都是一些在生产线上不易拆卸的大设备或者复杂设备，这给清洗效果验证带来很大的困难。在本标准的“过程控制”章节中，对在线清洗的过程控制提出了具体要求，可以看作是在线清洗的效果验证。从采样方法及其确认，到制定可接受的清洗效果标准，再到采样样品检测内容，都制定了相关要求。

清洗效果验证是保证清洗效果的重要环节，制订合理的方案是一项复杂的工作，为保证效果，可以将方案制订得很复杂，但也会给可执行性和成本带来很大的压力；如果将方案制订得过于简单，又会给产品质量带来很大的风险。所以选择合适的验证方案和检测标准，在实际的执行过程中很重要。在制定接受标准时，需要一个合理的范围，确保这是在最低风险下最容易执行的清洗工艺和采样方法。

根据清洗的特点来看，会出现污染程度不一致及污染物的物理状态不一致的情况。所以，还需要制定一个清洗的 SOP，确认需要清洗的污染物的状态要基本保持一致（根据实际清洗经验，污染物保持湿润状态要比干燥状态更易清洗），根据污染最严重程度制定清洗工艺，确保清洗工艺具有更大的覆盖性。所以，清洗验证不只是制订采样方案、接受标准和检测内容，还应该有指导清洗的 SOP 方案，以确保前面制订的方案具有广泛性、标准性和严肃性。

第五节 YY/T 0567.5—2011 解读

YY/T 0567.5—2011 规定了无菌生产过程中设备的产品接触表面进行在线灭菌（SIP）的通用要求，并提供验证、运行和控制方面的指南。

建立在线灭菌技术和对系统的设计，应确保它们能成功地将生产设备灭菌至预期的无菌保证水平。本标准的实施目的是将生产医疗产品的在线灭菌过程确认和常规控制标准化。

在线灭菌的设计和验证，按本标准的要求并结合设备制造商给出的建议实施，应对所选用的在线灭菌方式进行风险评估。

第六节 YY/T 0567.6—2011 解读

YY/T 0567.6—2011 使用翻译法等同采用 ISO 13408－6：2005《医疗保健产品无菌加工 第6部分：隔离器系统》。YY/T 0567 的本部分规定了用于无菌加工过程的隔离器系统的要求，并对用于医疗产品无菌加工的隔离器系统提供了鉴定、消毒、确认、操作和控制指南。

YY/T 0567.6—2011 包括范围、规范性引用文件、术语和定义、质量体系要素、隔离器系统的设计、设施要求、用户要求、确认、常规监控与人员培训共 10 章节的要求。

一、标准主要内容

YY/T 0567.6—2011 标准的主要技术要求有以下几个方面：

（一）隔离器类别

隔离器与传统洁净室是有区别的，具体区别见表 7－3。

表 7－3 隔离器与传统洁净室的区别

项目	传统洁净室	隔离器
消毒/灭菌方法	消毒剂擦拭/熏蒸/紫外线照射等方法，受空间等诸多因素影响，效果难以验证	在受控的条件下，自动气体灭菌器灭菌，气体分布均匀，灭菌效果容易验证
洁净环境的控制	易受人员、物料等诸多因素影响，易受污染，难以控制	与外界完全隔离，仅通过 HEPA 进行空气交换并可恒定舱内压力以阻绝外界污染

（续上表）

项目	传统洁净室	隔离器
对操作人员的防护	取决于消毒方式与操作人员自身防护措施	完全防护
物料传送方式	传统的传递窗，易导致无菌室环境破坏	双门快速传递系统保证在无菌环境中传递
人员进出	需复杂的换鞋/更衣及消毒等程序，带来额外工作量	仅需穿戴手套/半身工作服即可
运行能耗	空调及送风机组运行，能耗很大	相对较低
污染风险	对操作人员要求很高，污染风险较大	人员与操作环境完全隔离，内部被污染的可能性极小
运行和维护成本	高，复杂的进出程序及监测要求	相对较低，运行和维护相对简单

根据不同的分类方法，隔离器可分为不同的类别：

（1）按照舱体材质：可分为硬舱体与软舱体。软舱体采用柔软的 PVC 膜，硬舱体采用不锈钢或者硬塑料材质。硬舱体式隔离器系统见图 7－11，软舱体式隔离器系统见图7－12。

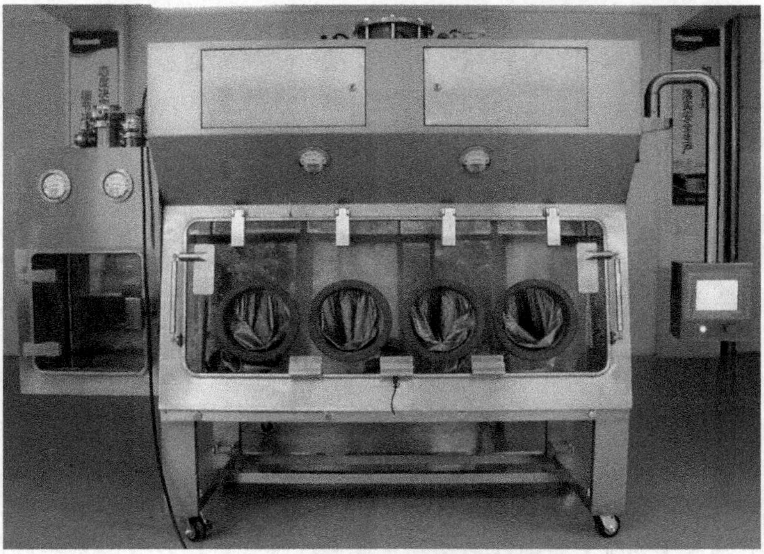

图 7－11　硬舱体式隔离器系统

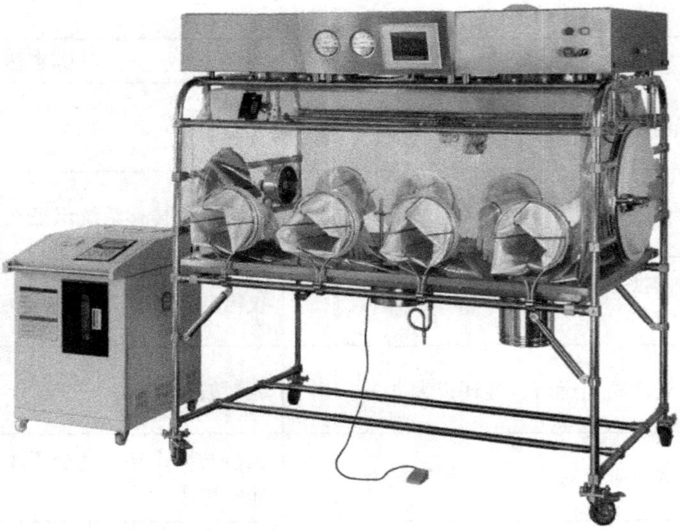

图 7－12　软舱体式隔离器系统

（2）按照操作方式：可分为套袖式、半身服式、全身服式。

（3）按照产品的用途：可分为无菌检测隔离器、无菌生产隔离器。

（4）按照舱体内部气压：可分为正压隔离器、负压隔离器。

（二）空气处理系统

空气处理系统是隔离器至关重要的一个部分，它为隔离器提供一个特殊环境，对保证内部空气质量起着极为重要的作用。

1. 过滤器

如果隔离器用于无菌操作，在进风端需要安装一个生物过滤器。相反，如果用于处理有毒物质，在出风端需要安装一个过滤器。实际上，不管是无菌隔离器还是处理有毒物质的隔离器，在进风口与出风口均安装有过滤器，为粒子通过提供一个有效的保护屏障，同时维持内部压力。

使用最多的过滤器是高效过滤器。高效过滤器由一层细密的玻纤纸构成，以多种折纸方式尽可能地增大表面积。

过滤器起到的不仅仅是单纯的筛效应，还包括惯性效应、扩散效应、拦截效应、静电效应。

（1）筛效应。

灰尘的直径如果大于纤维之间的间隙，就会被拦住。要使空气过滤器对小灰尘粒子过滤效果好，其过滤材料中必须含有数量足够多的细纤维。

（2）惯性效应。

较大的灰尘粒子在气流中做惯性运动。气流遇纤维绕行，较大的灰尘因惯性来不及绕过而直接撞到纤维上。

（3）扩散效应。

小于 1μm 的灰尘因受空气分子的撞击，通常做无规则扩散运动，也称“布朗运动”。

如果撞到纤维上就会被捕获。

（4）拦截效应。

小而轻的灰尘随气流运动。当气流绕过纤维时，擦到纤维表面的灰尘被拦截下来。

（5）静电效应。

过滤器纤维和空气中的灰尘出于多种原因可能带上静电，灰尘会因此被吸引到纤维上。但在实际使用中，空气中的烟气和有机气体会使这种静电效应很快消失。纤维很粗的化纤型过滤器往往因自带静电而有较高的初始效率，但在实际使用中过滤效果骤减，因此用户在选用这种过滤器时，应倍加小心。

高效过滤器尘埃颗粒捕捉机制（HEPA Filter Particle Capture Mechnisms）如图 7－13 所示。

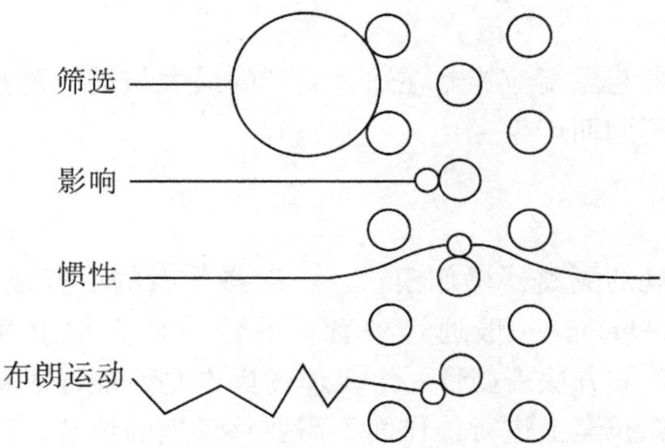

图 7－13　高效过滤器尘埃颗粒捕捉机制

这些效应随着颗粒的大小不同而改变。这些效应对直径 0.30μm 的粒子有一个最轻易穿透粒径（Most Penetrating Particle Size，MPPS）。如图 7－14 所示。

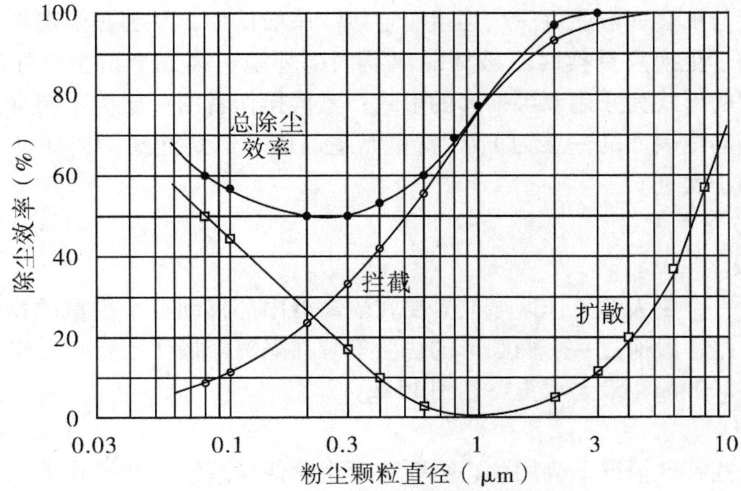

图 7－14　采集效应与粒子直径关系图

通过过滤器的空气流速与通过过滤器的压降成正比，双倍的压降意味着风速也发生着相同的变化。

2. 压力模式

隔离器内部压力模式可分为两类，即负压与正压模式。需要重点保护内部操作流程时，一般选用正压隔离器；内部处理危险材料时（如对人体或环境造成污染或危害时），一般选用负压隔离器。在隔离器处于运行状态及生物去污过程时，一般要具备压差报警功能，当超出设置的警示范围时控制系统会向操作者发出警报，方式包括界面提示、警报声等。

3. 气流模式

隔离器内部气流模式可以为层流也可以为紊流，但不论采用什么气流模式，必须维持隔离器内部的环境质量。

4. 温度及湿度监控

使用隔离器时，湿度与温度应控制在适合生产的最大与最小范围内。但是温度与湿度的范围会因使用的阶段不同而产生变化。

（三）操作界面

1. 手套/袖套

手套及袖套是最常规的隔离器操作模式。一般操作者的手臂最长为650～700mm，实际的有效工作半径为500mm。一般通过袖套，手臂的最大承重为5kg，绝对极限值为10kg。可以采用一个简单的方法来衡量一个具体的操作是否能通过袖套操作：坐在长凳上操作。如果能舒适地坐在长凳上进行操作而不需要移动坐的位置，说明能通过操作口进行操作。

隔离器的手套有多种形式。手套袖套一体式是最简单的形式。可由多种材质制造而成，如橡胶、丁基橡胶、丁腈橡胶或氯磺化聚乙烯橡胶（海普伦），对材质的选取取决于隔离器内部的灭菌方式及灭菌溶剂。一体式手套是应用最广的方式，但是分体式手套操作舒适性更好。

分体式手套与袖套一般通过一个连接套连接。一般认为，手套是隔离器系统上最易破损的部位，应易于更换且更换时不破坏隔离器内部环境。第二个易于损坏的部位就是袖套。有一种惯用的形式为采用双层袖套的形式：紧挨操作者的一层为不易穿透的织物制造而成，紧挨隔离器内表面的一层为PVC材料制造而成，PVC光滑的外表使得隔离器系统内表面的灭菌易于实现。

2. 半身服与全身服

（1）半身服。

当需要到达一个更大的工作区域或需要在隔离器内部移动一个更重的物体时，需要用到半身服。半身服一般通过一个椭圆形的法兰安装在隔离器操作平台上。半身服的最大工作半径可达到1 200mm，最大承重可达到15kg。

（2）全身服。

全身服在一些特殊情况下会用到，需要一套生命保障系统以在操作者工作时提供呼吸维持。

3. 隔离器转移方式

（1）简易门：用于在隔离器开始运行前放入物料及器具。简易门使得隔离器与摆放房间之间的物品流通易于实现。有毒的隔离器必须在开门前进行生物去污，而隔离器内部的无菌操作则须在进行灭菌后开始。

（2）气闸室：是隔离器的一个部分，与隔离器的主操作区通过一扇可密封的门进行连接，与隔离器外部通过一扇更为密封的门进行连接。两扇门不能同时打开。

气闸室有主动式与被动式两种。主动式气闸室有独立的 HEPA 过滤器及风机提供气流。气闸室内部可以是正压或负压，但内部的压力应介于隔离器与室外压差之间以形成缓冲。主动式气闸室可以看作一个小型的隔离器，甚至可能安装有手套操作口。

被动式气闸室：HEPA 以这种方式安装，部分或全部的排风由主舱体进行，以起到较强的净化作用。

（3）物料传出通道：是一种洁净室的辅助设备，提供相对较小的物品的半连续输出通道。

（4）废弃物通道：可以通过多种形式来实现。一种废弃物袋上有一个圈，可以密封地安装在舱体的 O 形圈上。

（5）快速传递通道：RTP 或双门传递通道是隔离技术设计中最为巧妙的一项设计。可广泛地应用于传递领域，无论是液体还是固体物料，无论是无菌隔离器还是毒性围堵隔离器。双门传递通道的结构如图 7－15 所示。

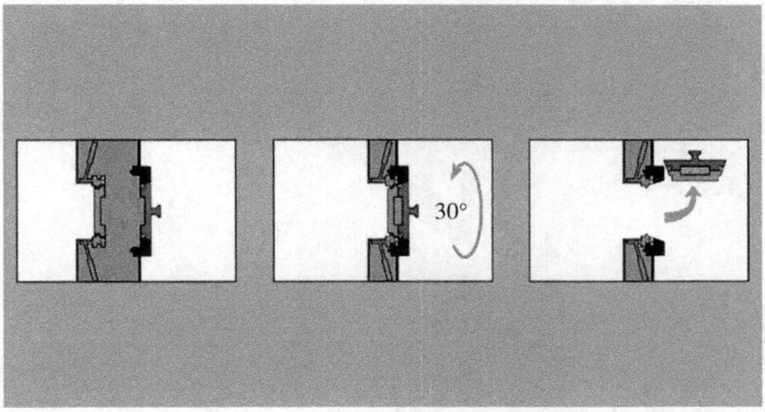

图 7－15　双门传递通道示意图

二、注意事项

注意标准的适用性。在 YY/T 0567 系列标准的实施过程中，应与我国正在实施的《药品生产质量管理规范（2010 年修订）》（GMP）结合起来，作为 GMP 实施中有关无菌生产的实施指南，对涉及无菌生产的通用要求、过滤、冻干法、在线清洗、在线灭菌和隔离器系统作出更具体的要求，这是非常适用的。

三、实际应用

无菌生产是一项严谨、要求很高的专业技术。使用经过确认的系统、经充分培训的人员、受控的环境和记录完整的系统化过程，以保证生产出无菌的成品，是对每一个无菌医疗产品生产企业的基本要求。

本系列标准实际应用中，作为医疗保健产品无菌生产的主体，对企业来说，最为重要的是管理者的高度重视。企业还须加强对标准的学习理解，与 GMP 要求相结合，运用到工作实践中去，让标准为无菌生产提供指导。

政府药监部门作为监管机构，监管人员（如 GMP 检查员）也应重视该系列标准的实施，加深理解，按标准条款的要求进行检查，以达到更好的应用效果。

第八章　消毒与灭菌设备

第一节　YY/T 0734.1—2009 解读

一、标准概述

YY/T 0734.1—2009《清洗消毒器　第1部分：通用要求、术语定义和试验》标准由国家食品药品监督管理总局于2009年11月15日发布，此标准对应于ISO 15883－1：2006《清洗消毒器　第1部分：通用要求、术语定义和试验》，与ISO 15883－1：2006的一致性程度为非等效。本部分规定了自动控制的清洗消毒器及其附件的通用要求、术语定义和试验，适用于对可重复使用的医疗器械和医疗机构、制药、兽医等领域的物品进行清洁和消毒的清洗消毒器。处理特殊负载的清洗消毒器的要求和试验由YY/T 0734的其他部分或其他标准规定。标准实施时间为2010年12月1日。

二、标准主要内容

（1）术语和定义。

此部分将标准所涉及的所有专业术语和定义进行了表述，明确了其含义及范围。其具体内容包括：各处理流程的定义和命名；设备及其各主要结构的定义；设备控制部分的定义；设备运行的过程参数的定义以及所用到的术语等内容。

（2）要求。

第四节要求中的主要内容有：对设备各流程的功能性要求；对设备各主要部分进行详细的参数规定和功能要求；对设备运行的过程变量的要求；对设备的处理效果的要求；对供应商所提供的设备信息的要求等。

（3）试验方法。

按照第四节中的各项要求，本节提出了更加详细、具体的试验和检测方法。

（4）检验规则。

规定了清洗消毒器的检验流程，以及各流程的要求和具体需要检验的项目。各项检验项目均与第四节中的要求内容相对应。

（5）标志与使用说明书。

此节包括铭牌、外包装、产品检验合格证、使用说明书等相关设备资料的内容。

（6）包装、运输、贮存。

标准的最后一节是包装、运输、贮存的相关要求。

三、标准的特点

（1）调整了标准的结构形式。

本标准对应于 ISO 15883－1：2006《清洗消毒器　第 1 部分：通用要求、术语定义和试验》，但是结构形式上又是不同的：第一，ISO 15883－1：2006 标准要求部分的内容分为操作要求、机械及程序要求两个部分，并分别阐述；第二，与本标准所对应的试验方法内容为“一致性测试”；第三，检验规则部分对应“文件证明”部分；第四，ISO 15883 中还包括制造商应提供的信息、标签、商标、包装、供应方需要提供的信息等内容，而此标准仅包括标志与使用说明书、包装、运输、贮存。

（2）增加了本部分第 6 章、第 7 章、第 8 章的内容。

本标准中增加了：第 6 章——检验规则、第 7 章——标志与使用说明书、第 8 章——包装、运输、贮存等三部分内容。

（3）修改了最终漂洗水的质量、清洁效果试验、记录仪等内容。

标准 4. 9. 6 规定“水箱中最终漂洗水的质量应达到纯化水的要求”，而 ISO 15883 中规定了最后冲洗水质量的测试方法及详细的参数要求，显然 YY/T 0734 对最终漂洗水的要求更高一些。

本标准中清洁效果实验部分列明了可以根据 ISO 15883 中规定的试验方法进行验证，也可以根据本标准的附录 B 中规定的试验方法进行验证。

记录仪的要求中，温度检测范围扩大为“不小于 0℃～100℃”，去掉了对流量部分的要求。

因为本标准与 ISO 15883 相比，结构和内容都做了比较大的修改，所以对部分术语、过程验证、微处理器控制系统、供应方该提供的信息等内容进行了删除。

四、标准实施的意义

（1）行业操作的规范性指导。

我国是一个人口大国，医疗卫生行业的发展水平占了举足轻重的地位，感染控制工作正在走上专业化、规范化的轨道，YY/T 0734. 1—2009 中对医疗行业清洗消毒方面工作具有指导性的作用，为操作人员提供了操作规范。

（2）行业设备供应商的规范性指导。

从大医院依赖进口设备，小医院依赖人工，到国产医疗器械的研发、改进、创新、应用，国产医疗器械正在经历着一个快速发展的过程，其设计标准也从开始的对国外行业标准的依赖，到适合国内行业现状的标准的诞生。YY/T 0734. 1—2009 的诞生，也为医疗器械生产商提供了一个参照标准，促使生产厂商为医疗行业用户提供更完善的医疗处理方案。

第二节　GB 4793.1—2007 解读

一、标准概述

消毒与灭菌设备的安全要求应执行 GB 4793.1—2007《测量、控制和实验室用电气设备的安全要求　第 1 部分：通用要求》(IEC 61010.1—2001，IDT)。

不同的消毒与灭菌设备除执行上述通用安全标准外，还应执行合适的安全专用标准。GB 4793.1—2007（IEC 61010.1—2001，IDT）规定了预定作为专业用、工业过程用以及教育用的电气设备的通用安全标准，适用范围与 GB 9706.1《医用电气设备　第 1 部分：安全通用要求》不同。消毒与灭菌设备不直接与患者接触，与患者之间也无能量传送或取得，应适用 GB 4793.1。目前，在消毒灭菌设备的 ISO 标准中，安全要求都执行 IEC 61010.1 系列标准，而我国的 GB 4793.1—2007 等同采用 IEC 61010.1—2001。

GB 4793.1—2007 共有 16 章的要求，其中的“标志和文件”“防电击”“防机械危险”“耐机械冲击和撞击”“防止火焰蔓延”“设备的温度限值和耐热”“防液体危险”“防辐射（包括激光源)、声压力和超声压力”“对释放的气体、爆炸和内爆的防护”“元器件”“利用联锁装置的保护”等章节适用于消毒灭菌设备。下面将重点对这些章节的内容作介绍。

二、标准主要内容

(一) 试验通用要求

1. 安全试验的原则

(1) 型式试验。

GB 4793.1—2007 通用标准中的所有对设备或零部件的样品进行的试验均为型式试验。

(2) 试验条件。

包括两方面：基准试验条件和故障条件。即设备处于正常工作条件下需要试验，还要对可能发生或可预见的故障条件进行试验。

(3) 试验顺序。

除非标准有规定的试验外，每项试验的顺序应该是可以任选的。若怀疑试验顺序颠倒，前面的试验可能无法通过，则前面的这些试验应当重复进行。若故障条件下的试验会损坏设备，则此试验应在基准试验后进行。

2. 基准试验条件

(1) 环境条件。

除标准中另有规定外，试验环境条件应在以下范围内：

①温度：15℃ ~35℃。

②相对湿度：不超过75%。

③大气压力：75 ~106kPa。

④无霜冻、凝露、渗水、淋雨和日照等。

（2）设备状态。

预定要装在墙上、凹座、机柜等上面的设备，应当按制造商说明书的规定来进行安装。每项试验应当在组装好的、能正常使用的设备上进行。在不影响设备正常运行的情况下，还要将其置于最不利的条件下。例如具备不用工具就能拆除的盖子，且能够通过盖子接触到内部零件时，应将盖子拆除进行测试。

3. 单一故障试验条件

（1）单一故障施加原则。

①检查设备及其电路图，当判断出某个元件故障有可能引起危险时，应施加此故障条件。

②除了能证明某个特定的故障条件不可能引起危险外，各项故障试验均应当进行，或选择检验符合规定的替换方法来代替故障试验。

③设备应当在基准试验条件的最不利的组合条件下工作。

④标准中的故障条件一次只能施加一个，不能同时施加多个故障，除非这些故障是施加某故障后引发的结果。

（2）单一故障试验后的符合性。

在实施单一故障试验后，需要对设备的防电击、温升情况、防火、防机械危险、耐机械冲击和撞击、防液体危险、防辐射、防释放气体和联锁装置等方面进行检查，判断试验后设备的安全是否合格。

（二）标志和文件

1. 标志和文件的用途

标志和文件是操作人员对设备最基本信息进行了解的最直接途径。消毒与灭菌设备结构相对复杂，且带有一定的危险性（例如蒸汽灭菌器可能导致高温烫伤，甲醛蒸汽灭菌器气体泄漏会导致中毒等），对操作及维护人员要求较高，因而设备的标识、使用说明书、技术说明书要求都应引起重视。

2. 标志的种类

标准中要求设备上需具有的标志按内容大致可以分为下列四种：

（1）识别标志。

一般包括制造商或供应商的名称或商标、设备名称、设备型号与设备生产场地等。

（2）参数标志。

向操作者表明设备正常运行时的参数信息，如额定工作电压、电流、频率和功率等电气信息，辅助电源插座的供电电压或功率，正常工作的压力、温度、流量等物理参数。

（3）端子、连接件和操作装置标志。

是对端子、连接器、控制件以及指示器，包括供流体，如气体、水用的和供排放用的任何连接件给出其用途的指示，如保护接地端子、功能接地端子、测量电路端子、电源开关通断、水或气体进/出口等。

（4）警告标志。

当设备正常使用或者可预见的误操作会对操作者带来伤害时，起到提醒和警示的重要作用，如高温、高压、危险气体等标志。

3. 随机文件

随设备提供的随机文件是用户获得设备详细信息的重要资料。为了安全有效地使用设备，通用标准要求随机文件必须具备以下内容：设备的预期用途、技术规范、使用说明、可获得技术帮助的制造商或供应商的名称和地址、设备的额定值、设备的安装、设备的操作和设备的维护。

（三）防电击

电气安全是考核消毒与灭菌设备安全性十分重要的一个方面。为保护操作人员免受电击危害，标准对设备结构、防护措施、电气间隙和爬电距离等方面进行了要求。

1. 可触及零部件的允许限值

设备在正常条件和单一故障条件下均应当保持防电击功能，设备的可触及零部件不得出现危险带电。标准中明确规定了可触及零部件与参考试验地之间，或在同一台设备上在1.8m（沿表面或通过空气）的距离内的任意两个可触及零部件之间，电压、电流、电荷或能量不得超过正常条件下和单一故障条件下的限值。

在正常条件下，接触电压应小于有效值33V和峰值46.7V，或者直流值70V；而对规定在潮湿场所使用的设备，接触电压应小于有效值16V和峰值22.6V或者直流值35V。若电压超出以上范围时，则需对接触电流和电容的能量限值。

在单一故障条件下，接触电压应小于有效值55V和峰值78V，或者直流值140V；而对规定在潮湿场所使用的设备，接触电压应小于有效值33V和峰值46.7V或者直流值70V。若电压超出以上范围时，则需对接触电流和电容的能量限值。

2. 正常条件下的防护

为保证设备在正常使用时能有可靠的电击防护，在设计时就需要考虑采用绝缘、外壳或挡板和阻抗等措施来防止可触及零部件危险带电。判断是否达到足够的防护，需考核设备的电气间隙与爬电距离、介电强度和外壳的刚性。

（1）电气间隙与爬电距离。

电气间隙指两个导电零部件在空气中的最短距离，其取决于绝缘的类型（基本绝缘、加强绝缘等）、间隙的微环境污染等级和空气的稀薄程度。爬电距离是两个导电零部件沿绝缘材料表面的最短距离，其主要取决于材料的相比漏电起痕指数（CTI）。

对于不同的电路（电网电源电路、电网电源电路以外电路与用于测量的电路），其电气间隙与爬电距离的要求均不一样。电气间隙与爬电距离需要根据工作电压或最大瞬态过电压查表确定。

（2）介电强度。

介电强度试验是在规定用基本绝缘、双重绝缘或加强绝缘进行防触电保护的所有零部件间进行电压试验，不应出现击穿或重复飞弧，电晕放电效应和类似现象忽略不计。

进行电压试验时，根据电气间隙来确定试验电压。双重绝缘或加强绝缘的试验值是基本绝缘试验值的1.6倍。

设备在潮湿预处理（相对湿度92.5% ±2.5%，40℃ ±2℃，48h）后在规定环境中恢复2h后进行电压试验。在进行试验时，电压要在5s或5s以内逐渐升到规定值，使电压不出现明显的跳变，然后保持5s。

3. 单一故障条件下的防护

为确保在单一故障条件下可触及零部件成为危险带电物品时的安全，标准要求提供附加的防护，该附加防护应当由以下一种或多种防护措施组成，或者在出现故障的情况下自动切断电源。

（1）保护连接。

可触及导电零部件应当与保护导体端子相连，或者用与保护导体端子相连的导电保护屏或挡板将这些可触及零部件与危险带电的零部件隔离。

应确保保护连接的完整性和有效性。保护导体端子应具有与联网电源供电端子相当的载流能力，并且保护导体端子与规定要采用保护连接的每一个可触及零部件之间的阻抗不得超过0.1Ω。

（2）双重绝缘和加强绝缘。

当单一故障可能使基本绝缘失效而导致危险的时候，则可以采用双重绝缘或加强绝缘。双重绝缘或加强绝缘应当能通过相应的电压试验。

（3）保护阻抗。

保护阻抗可以通过一种合适的高完善性单一元器件或元器件的组合，或者基本绝缘和电流或电压限制装置的组合构成。

（4）电源的自动断开。

若发生单一故障时，能马上将设备的供电切断，也能作为一种保护操作人员的有效措施。配置的自动断开装置额定特性应当能在规定的时间范围内断开负载。

（四）防机械危险和耐机械冲击撞击

通用标准中对消毒灭菌设备的运动零部件、稳定性、提起和搬运用装置、外壳刚性、跌落等方面作出了规定，保证设备不对操作人员造成机械伤害，并能承受可能遇到的冲击而不引起危险。

（1）运动零部件。

应当不会挤破、划破或刺破可能接触它们的操作人员的身体的各个部位，也不得严重夹伤操作人员的皮肤。如消毒与灭菌设备具备自动门或传输装置等运动零部件时，应该具有相应的防夹或防卡的装置。

（2）稳定性。

指在操作前不固定在建筑物结构件上的设备和设备的组件，在正常使用时物理上应当是稳定的。许多消毒与灭菌设备都配有盛装灭菌介质的容器，若不能保证设备的稳定性，将可能导致介质的泄漏从而造成危险。

（3）提起和搬运用装置。

如果供搬运用的提手或把手是装在设备上或随同设备一起提供的，则它们应当能承受设备重量4倍的力。试验后把手不得从设备上断开，不得出现任何永久变形、开裂或其他损坏。

（4）外壳的刚性试验。

外壳的刚性试验包括静态试验和动态试验。静态试验是通过试验棒对外壳施加30N的静态力，考核外壳是否变形并产生危险；动态试验则是通过撞击元件对设备的外壳实施冲击，试验能量为5J。

（5）跌落试验。

模拟设备从不同的棱、角、面于不同的高度跌落于地面，了解产品受损情况及评估设备跌落时所能承受的坠落高度及耐冲击强度。通常包括角跌落和面跌落试验。

（五）防止火焰蔓延

消毒与灭菌设备使用过程中可能会因为误操作造成元器件或电路损坏而引起失火危险，因此设备应采取足够的措施防止正常条件下或单一故障条件下失火危险发生时火焰蔓延到设备外面。标准规定了检验要求及方法。

9.1条款列举了每一个引燃源的引燃危险和着火率被认为已减小到允许水平时应满足的要求，可采用目视检查或进行可能会导致引燃的任何单一故障条件下的试验来检验是否合格。

注：着火的引燃源可以是设备中不能被划分成限能电路的所有电路。

9.2条款列举了火焰蔓延到设备外面的危险被认为已减小到允许水平时设备及设备外壳结构应满足的要求，包括绝缘材料等级、开孔位置及尺寸、外壳及挡板或挡火板的材料等。

9.3条款规定了符合限能电路要求的判据，包括出现在电路中的电位、电流的限值、基本绝缘、过流保护装置等参数，通过目视检查及测量电流电压值的方法检验是否合格。

9.4条款列举了对装有或使用可燃性液体设备的防火要求，通过目视检查及在正常使用条件下或单一故障条件下进行温度测量来检验是否符合要求。

9.5条款规定了过流保护装置的选择及安装，可通过目视检查判断是否符合要求。

（六）设备的温度限值和耐热

标准对消毒与灭菌设备防灼伤的表面温度限值、绕组的温度、其他温度的测量、温度试验的实施及耐热进行了规定。

（1）在40℃的环境温度或最高额定环境温度（高于40℃）下，标准规定易接触表面的温度在正常条件下不得超过给定的限值，单一故障条件下不得超过105℃。

标准允许从外观或功能上可以辨认，或者标有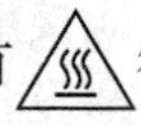符号的易接触的设备，设备发热时表面的温度在正常条件下可超过规定值，或在单一故障条件下超过105℃。

（2）若绕组因温度过高可能会导致危险，标准规定其绝缘材料的温度在正常条件下或单一故障条件下不得超过给定的限值。

（3）在环境温度40℃或最高额定环境温度（高于40℃）下工作时，标准规定设备的电气间隙和爬电距离应当达到给定的要求值。

（4）外壳为非金属材料的设备在经过标准规定的非工作处理及工作处理后，危险带电零部件不得成为可触及的部件，设备应当能通过标准中的外壳刚性试验和跌落试验。若还不能完全判定，则可另外再进行介电强度试验（不进行潮湿预处理）。

（5）绝缘材料的耐热能力可以通过检查材料的数据判断是否合格。若材料数据不能令人确信则可通过标准规定的球压试验或维卡软化试验进行验证。

（七）防液体危险

大部分消毒与灭菌设备正常工作或日常维护时需要使用液体，标准规定此类设备应在设计上对操作人员或周围环境提供在正常使用时遇到液体危险的防护。

1. 清洗

按制造商的清洗处理说明对设备清洗三次，按消毒处理说明对设备消毒一次来检验上述处理是否会出现直接危险、电气危险、因腐蚀原因或保证安全的结构件强度降低的其他原因导致的危险。

若处理后即发现可能导致危险的零部件有受潮迹象，则应通过电介质强度试验（不进行潮湿预处理）对其安全性进行检验，且可触及零部件不得超过标准规定的限值。

2. 洒落

装有液体的消毒灭菌设备在使用过程中可能会出现液体洒落的情况，若设备设计不当极有可能导致元器件受潮，从而引发危险。

标准规定通过目视检查来检验是否合格，或用0.2L的水从0.1m的高度以15s的时间平稳地倒在液体有可能接触到电气零部件的每个部位上，通过电介质强度试验（不进行潮湿预处理）对其安全性进行检验，且可触及零部件不得超过标准规定的限值。

3. 溢出

带有能过量注入液体的容器的消毒灭菌设备（例如过氧化氢低温等离子灭菌器、环氧乙烷灭菌器、清洗消毒器等）应能保证从容器中溢出的液体不会导致危险。

标准规定通过将等于容器容量15%或0.25L的额外液量（取其较大的液量），以60s的时间平稳倒入完全注满液体的容器中的方法处理后，立即通过电介质强度试验（不进行潮湿预处理）对其安全性进行检验，且可触及零部件不得超过标准规定的限值。

如果是在容器注满液体后可能要移动的消毒灭菌设备，则使设备从正常使用的位置以最不利的方向倾斜15°后再进行试验。

4. 电池和特殊保护的设备

标准对消毒灭菌设备中有关电池电解液和特殊保护的设备等方面也给出了相关规定和指导原则，此处不再一一详述。

5. 液体压力和泄漏

消毒灭菌设备中涉及不少高温高压类设备（如压力蒸汽灭菌器），存在极高的安全风险，针对此类设备国际上有专门的标准（EN 61010.2.040—2005）对其安全性能进行规定。本标准主要对最大压力、高压泄漏和破裂、低压单元的泄漏及过压安全装置等方面提出要求，通过目视检查及压力测量试验检验是否符合要求。

（八）防辐射（包括激光源）、声压力和超声压力

消毒灭菌设备中有部分辐射类设备，如紫外线消毒设备、微波灭菌设备、电离辐射灭菌设备、超声清洗设备等，此类设备内部产生的紫外线、电离辐射和微波辐射、激光源、声压力及超声压力效应会对操作人员造成一定的危害，应提供相应的保护措施将危害控制在可接受范围内。

标准规定可通过目视检查设备结构设计及安装、测量辐射量、测量微波辐射功率密度、计算声功率等级、测量超声压力等方法检验是否符合要求。

（九）对释放的气体、爆炸和内爆的防护

1. 有毒和有害气体

有些消毒灭菌设备会使用有毒有害气体作为消毒灭菌剂，若处理不当易对操作人员及环境产生危害。标准要求制造商应在文件中对设备所能释放的潜在有毒和有害气体及其释放量进行说明，并参照气体相关的专业临界限值表判断是否符合要求。

2. 爆炸和内爆

标准对消毒灭菌设备中因过热或过载易引起爆炸的元器件、压力释放装置、电池及其充电等可能导致爆炸和内爆发生的因素进行了规定，可通过目视检查检验是否符合要求。

3. 阴极射线管的内爆

消毒灭菌设备较少使用阴极射线管，此处不作详述，可按 GB 8898 标准中的规定检验其是否合格。

4. 额定高压设备

消毒灭菌设备中的压力蒸汽灭菌器属于典型的高压设备，标准 11.7 条款对此类设备进行了规定，此处不再重复。

（十）元器件

消毒灭菌设备中涉及安全的元器件应按照其标定的额定值使用，以免因参数选择不当导致元器件故障或失效引发危险。标准根据四种不同情况对此类元器件应符合的安全要求标准进行了规定，通过目视检查及相关标准中规定的试验检验是否合格。通常情况下，使用已经认可的检测机构进行检验并合格的关键元器件可以有效提高设备整体的安全性。

1. 电动机

消毒灭菌设备中的电动机以真空泵、水泵、电动门中的电动机等最为常见，电动机潜在的危险在于当电动机被堵转或组织启动时易出现电击危险、温度危险或着火危险。标准规定应采用符合相关条款规定的过温保护装置或热保护装置予以保护，可以通过测量电动机单一故障条件下的温度检验是否符合要求。

2. 过温保护装置

过温保护装置是在单一故障条件下动作的装置，用以防止故障条件下设备或元器件温度过高引发危险。标准规定过温保护装置必须具有保证功能可靠的结构，能切断其保护的电路中最大的电压和电流，且在正常条件下不动作。

根据过温保护装置的不同原理，标准分别规定了自复位过温保护装置、非自复位过温保护装置（热熔断器除外）及不能复位的过温保护装置在设备处于单一故障条件工作状态时进行试验的重复动作次数，以及判定该装置是否合格的准则。

3. 熔断器座

消毒灭菌设备中若装有预定要由操作人员更换熔断器的熔断器座，应保证在更换熔断器时不能触及危险带电零部件，标准规定可通过铰接式试验，旨在不施加力的情况下进行试验，以验证是否符合要求。

4. 电网电源电压选择装置

对可以设置成使用不同额定电源电压的消毒灭菌设备配置的电网电源选择装置，在结构上应设计成能保证不会意外地将一个电压或一种类型电源转换到另一个电压或另一种类型电源上。标准规定通过目视检查或手动试验检验是否符合要求。

5. 在设备外部试验的电源变压器

由于有些消毒灭菌设备的电源变压器需在设备外部进行单独试验，若这种情况下的试验结果会受到外界环境影响，则应当模拟和在设备内部相同的环境条件进行试验。

6. 印制线路板

为防止消毒灭菌设备正常条件或单一故障条件下工作时内部电路过热导致连接线路、元器件或电路板温度过高引起失火，标准规定印制线路板应采用可燃性等级为 GB/T 11020 的 FV－1 或更优的材料。可以通过检查材料的参数资料中可燃性额定值判定是否符合要求，或通过进行 GB/T 11020 标准规定的 FV 试验对三个标准规定的相关零部件样品进行验证。

（十一）利用联锁装置的保护

消毒灭菌设备中包含高温高压、有毒有害气体、辐射等易对操作人员产生安全危害的产品（如：压力蒸汽灭菌器、环氧乙烷灭菌器、过氧化氢低温等离子灭菌器、甲醛灭菌器、微波灭菌器等），标准规定这类设备应配备用来防止操作人员遭受危险的联锁装置，防止操作人员在危险消除之前暴露在危险中。

1. 防止重新启动

引起联锁装置起作用的动作返回或取消之前应防止任何情况下联锁装置的失效导致操作人员暴露在危险环境中。标准规定设备应被设计成能防止由于操作人员重新手动启动而再次引起危险，通过目视检查或手动操作任何能被铰接式试验指触及的联锁装置的零部件来检验是否合格。

2. 可靠性

联锁装置的可靠性是指在设备预期寿命期间用于保护操作人员的联锁装置不可能出现单一故障，或者不会引起危险。可通过对系统的评定来检验是否合格，或按标准规定对联锁系统或系统中的有关零部件进行循环通断试验验证。

（十二）试验和测量设备

标准规定的试验和测量设备主要指电流测量电路、多功能仪表和类似设备，消毒灭菌设备中含有此类试验和测量功能的较少见，故标准中此条款一般情况下判为不适用。

第三节 GB 4793.4 解读

一、标准概述

GB 4793.4—2001 的修订版为《测量、控制和实验室用电气设备的安全要求 第 2.040 部分：用于处理医用材料的灭菌器和清洗消毒器的特殊要求》，是安全专用标准，等同采用 IEC 61010. 2. 040—2005。用于处理医用材料的灭菌器和清洗消毒器除了要符合 GB 4793. 1—2007《测量、控制和实验室用电气设备的安全要求　第 1 部分：通用要求》（IEC 61010. 1—2001，IDT）外，还应执行 GB 4793. 4《测量、控制和实验室用电气设备的安全要求　第 4 部分：用于处理医用材料的灭菌器和清洗消毒器的特殊要求》标准。

测量、控制和实验室用电气设备的安全系列标准由多个部分组成。第 1 部分（GB 4793. 1）为通用要求，其他部分为不同产品的特殊安全要求。GB 4793. 4 为用于处理医用材料的灭菌器和清洗消毒器的专用安全标准，属于 GB 4793 标准的第 4 部分内容。由于 GB 4793. 4 并不是单独使用的，必须与 GB 4793. 1 配合使用，GB 4793. 4 中的章节和条文并不是连续的，甚至标准中提及的条款只能在 GB 4793. 1 中找到。GB 4793. 4 标准中的章、条款和编号与 GB 4793. 1 的编号相对应，用于增加或修改 GB 4793. 1 中的内容。

GB 4793. 4 应与 GB 4793. 1 配合使用，GB 4793. 4 中没有提及的条文或写明“适用”的条文，表示 GB 4793. 1 中相应的条文无修改地适用；GB 4793. 4 中写明“增加”“替代”“修改”或“删除”的条文，表示在 GB 4793. 1 相应的条文进行改动；GB 4793. 4 新增加的条款、图和表从 101 开始编号，增加的列项为 aa）、bb）等。

二、标准主要内容

GB 4793. 4 标准的主要技术要求有以下几个方面。

1. 试验

本条款补充了在进行 GB 4793. 4 测试时的试验条件，包括正常工作条件与单一故障条件。

重点析疑：

（1）4. 3. 2. 101 非电力供给设备和系统中要求必须在最不利的供给条件下进行试验，注意这里正常工作条件的最不利的额定值条件，要与 4. 4. 2. 10 模拟给水不足的单一故障区分开。

（2）4. 4. 2. 101 压力控制器，在进行单一故障状态试验时，在系统中持续让压力控制器（除过压安全装置）的自动控制作用失效来验证设备的可靠性。

2. 标志和文件

本条款补充了对过压安全装置标识、警告标记和随机文件的特殊要求。

3. 防电击

本条款补充了防电击试验的底部检查方法、陶瓷绝缘材料的属性说明、不可拆卸的电源线不能应用于部件的连接、网电源供电的故障或部分故障不应导致安全失效的要求。本条款目的是模拟设备实际使用的环境和条件，来进行防电击试验。

4. 防机械危险和防与机械功能相关的危险

本条款补充了防止机械危险的试验。针对设备有电动门、输送带等其他运动部件，增加了紧急关闭装置的要求。另外，针对灭菌器和清洗消毒器在腔体内进行负载处理的特性，还增加了负载出入腔体的运送、门、输送带、腔体的进入、防止启动新运行周期等试验。

5. 防止火焰蔓延

本条款增加了对可能从设备中掉落的高温物件可引起危险的警告标志要求。

6. 设备的温度限值和耐热

本条款在通用标准的温度限值要求基础上增加了对负载和液体、腔体壁、设备材料以及可能与灭菌剂接触的设备零部件等温度测试的要求。要求在正常工作和单一故障情况下，设备制造材料的最高温度不应使它的性能退化。例如：铝合金材料的设备可能造成材料强度的迅速下降。

7. 防液体危险

本条款补充了对装有液体或对液体加工的灭菌器和清洗消毒器的特殊要求。

重点析疑：

（1）高压泄漏和破裂。

符合国家要求的压力容器无须进行该条款及附录G的测试。

在试验的过程中，需要制造商提供该压力容器符合我国安全规范的证明材料（见条款14.101的要求）。如果所用的压力容器规格不适用于国内相关压力容器规范和法规的要求，就需要根据压力容器的规格，按照标准条款11.7.2和附录G的要求进行试验。

我国的压力容器安全规范举例：

①TSG R0004—2009《固定式压力容器安全技术监察规程》：适用于最高工作压力≥0.1MPa，工作压力与容积的乘积≥2.5MPa·L的产品；盛装介质为气体、液化气体以及最高工作温度高于或者等于其标准沸点的液体的特种设备。

②TSG R0003—2007《简单压力容器安全技术监察规程》：适用于设计压力≤1.6MPa，2.5MPa·L≤工作压力与容积的乘积<1 000MPa·L的产品；盛装介质为空气、氮气和医用蒸馏水蒸发而成的水蒸气的特种设备。

（2）过压安全装置。

标准要求该装置应被设定在不超过最大工作压力的压力下动作，并且应确保压力不超过最大工作压力的110%。过压安全装置要区别于放气阀和排气阀，在正常条件下不动作，当设备出现故障时，该装置才动作。该条款的最大工作压力指腔体或压力容器及其连接的管路等零部件在设计制造时的最大工作压力，而不是正常工作时设备系统内的最大压力。当故障发生时，设备系统内的压力达到零部件的最大工作压力前，过压安全装置要有动作，并保证设备系统内的压力在动作后也不能超过最大工作压力的110%。

8. 对释放的气体、致病物质、爆炸和内爆的防护

本条款补充了对设备释放的有毒和有害气体以及致病物质的要求，不应达到危险量，通过短期暴露限值（STEL）或长期暴露限值（LTEL）来评估。对易燃易爆的灭菌剂必须做好防护，防止危险的出现。

重点析疑：

（1）短期暴露限值（STEL）或长期暴露限值（LTEL）的依据。

美国劳工部职业安全卫生管理局（OSHA）规定8h的实际加权环氧乙烷的平均容许浓度（TWA）应<1.80mg/m^3，在15min内抽样测试（LTEL）应<9.00mg/m^3。我国《消毒技术规范》规定工作环境中应有良好的通风，在每日8h工作中，环氧乙烷最高容许浓度为2.00mg/m^3，15min工作中暴露浓度不超过9.10mg/m^3。

（2）化学计量系统的理解。

化学计量系统指设备的注入系统，是设备中清洗剂等注入系统。

9. 元器件

本条款补充了对设备内使用的元器件的特殊要求。

三、标准适用范围

1. 产品范围

（1）标准适用的产品。

GB 4793.4 适用于使用在 GB 4793.1 环境条件下，预期在医疗机构、兽医、制药和实验室等领域对医用材料进行灭菌、清洗、消毒的电气设备的安全要求。包括如下产品：

①使用蒸汽的灭菌器和消毒器（例如：大型、立式、小型、手提式压力蒸汽灭菌器，大型灭菌器自动控制型、大型灭菌器手动控制型灭菌器）。

②使用有毒气体、有毒气雾或有毒蒸汽的灭菌器和消毒器（例如：环氧乙烷灭菌器、甲醛灭菌器、臭氧消毒器）。

③使用热空气或热惰性气体的灭菌器和消毒器（例如：热空气型干热灭菌器）。

④清洗消毒器（例如：湿热清洗消毒器、便盆清洗消毒器、内镜清洗消毒器、连续式处理清洗消毒器）。

（2）标准不适用的产品。

标准不适用于下列类型的设备：

①在危险性气体环境中使用的设备（见 GB 3836），除使用易燃灭菌剂在设备内部产生该环境的设备（例如：煤矿瓦斯、丙烷、乙烯、氢气、粉尘环境。注意：易燃灭菌剂的环氧乙烷灭菌器适用）。

②环境箱（见 GB 4793.1）。

③除灭菌器或消毒器外，对材料进行加热用于其他用途的实验室设备（见 GB 4793.6），功能不用于消毒灭菌。

④洗衣设备（见 GB 4706.26、GB 4706.24、GB 4706.20 和 ISO 10472），但医用材料的消毒适用。

⑤洗碗机（见 GB 4706.25 和 GB 4706.50）。

⑥过氧化氢等离子体灭菌器和辐照灭菌器。

2. 标准适用的内容

标准目的是确保所使用的结构的设计和方法对操作人员和周围环境在标准条款的各方面提供足够的防护。标准条款增加了致病物质的内容。

相反，关于对负载相关的化学和高风险微生物危害的特殊保护要求（例如：微生物的致病性、负载器材的腐蚀等），加热器、锅炉和压力容器的设计通用要求［GB 150.1（通用要求）、GB 150.3（设计要求）］，以及设备的处理过程的效果没有包含在标准考核范围内。

四、标准的替代情况以及与其他标准的关系

GB 4793.4《测量、控制和实验室用电气设备的安全要求　第 2.040 部分：用于处理医用材料的灭菌器和清洗消毒器的特殊要求》国家标准等同采用 IEC 61010.2.040—2005。IEC 61010.2.040—2005 已合并且替代 IEC 61010.2.041—1996、IEC 61010.2.042—1997、IEC 61010.2.043—1997、IEC 61010.2.045—2000 这四份标准。具体情况见表 8－1。

表 8-1 标准的替代情况以及与其他标准的关系

国际标准名称	被替代的国际标准名称	国际标准对应的国家标准/行业标准名称
IEC 61010.2.040—2005《测量、控制和实验室用电气设备的安全要求 第 2.040 部分：用于处理医用材料的灭菌器和清洗消毒器的特殊要求》即将出版为新的 GB 4793.4	IEC 61010.2.041—1996《测量、控制和实验室用电气设备的安全要求 第 2.041 部分：实验室用处理医用材料的蒸压器的特殊要求》	GB 4793.4—2001《测量、控制和实验室用电气设备的安全 实验室用处理医用材料的蒸压器的特殊要求》
	IEC 61010.2.042—1997《测量、控制和实验室用电气设备的安全要求 第 2.042 部分：使用有毒气体处理医用材料及供试验室用的压力灭菌器和灭菌器的专用要求》	GB 4793.8—2008《测量、控制和试验室用电气设备的安全要求 第 2-042 部分：使用有毒气体处理医用材料及供试验室用的压力灭菌器和灭菌器的专用要求》
	IEC 61010.2.043—1997《测量、控制和实验室用电气设备的安全要求 第 2.043 部分：使用热空气或热惰性气体处理医用材料及供实验室用的干热灭菌器的特殊要求》	YY 0602—2007《测量、控制和试验室用电气设备的安全 使用热空气或惰性气体处理医用材料及供试验室用的干热灭菌器的特殊要求》
	IEC 61010.2.045—2000《测量、控制和实验室用电气设备的安全要求 第 2.045 部分：在医疗机构、制药、兽医、实验室领域使用的清洗消毒器的特殊要求》	尚未转化

GB 4793.4 新的修订版标准替代 GB 4793.4—2001 和 GB 4793.8—2008，标准实施后 YY 0602—2007 标准同时废止。标准的适用范围和技术要求已经覆盖了上述三份标准的内容，应为用于处理医用材料的灭菌器和清洗消毒器产品安全特殊要求的唯一判定依据，标准条款与现行的 GB 4793.1—2007 标准条款内容相对应。

第四节 电磁兼容标准解读

消毒与灭菌设备属于控制用的医疗电气设备，这类设备通常将一个或多个输出量（如温度、浓度、剂量等）控制在规定值内，用以实现消毒、灭菌功能，而这些输出量的值可以由人工设定、由本地或远距离程控，或者由一个或多个输出变量来确定。消毒与灭菌设备通用安全标准执行 GB 4793.1—2007《测量、控制和实验室用电气设备的安全要求　第1部分：通用要求》（IEC 61010.1—2001，IDT），因此该类产品对应的 EMC 要求应执行 GB 18268.1—2010《测量、控制和实验室用的电设备电磁兼容性要求　第1部分：通用要求》（IEC 61326.1—2005，IDT）。

消毒与灭菌设备在使用过程中，可能遭受到各种各样的电磁骚扰，这些骚扰是通过电源、测量或者控制线路传导的，也可能是环境中辐射造成的。骚扰的种类和等级需根据设备安装和运行的特定条件而定。同样，消毒与灭菌设备所遭受的骚扰也可能来自宽频带的电磁骚扰源，这些骚扰可以通过电源线和信号线传导或直接辐射，并且可能会影响周边使用的电气设备的性能，甚至影响外界的电磁环境。

EMC 要求包括电磁骚扰（EMI）和电磁敏感度（EMS），简单地用数学式可以表示为 EMC = EMI ＋ EMS。消毒与灭菌设备要达到电磁兼容的目的，一方面要抑制其电磁骚扰，主要通过控制电磁骚扰源；另一方面要控制其电磁敏感度，主要是通过提高设备的电磁抗扰能力来完成。

消毒与灭菌设备与其他医疗器械的 EMC 测试项目一样，骚扰项目包括辐射发射、传导发射、谐波失真、电压波动和闪烁；抗扰度项目包括静电放电抗扰度、射频电磁场辐射抗扰度、电快速瞬变脉冲群抗扰度、浪涌抗扰度、射频场感应的传导骚扰抗扰度、电压暂降、短时中断和电压变化抗扰度、工频磁场抗扰度。

GB 18268.1—2010 与 YY 0505—2012 的测试项目虽一致，但两者的抗扰度试验电平与判断依据却有所不同。YY 0505—2012 要求医疗器械在试验条件下应能够提供基本性能并保持安全性，一般情况下不允许与基本性能和安全性有关的性能降低（除专用标准有放宽要求外）。而 GB 18268.1—2010 则对性能判据进行了分类，不同测试项目的性能判据均不同。标准规定：

（1）性能判据 A：要求试验时设备在规范限值内性能正常。

（2）性能判据 B：允许设备功能或性能暂时降低或丧失，但能自行恢复。

（3）性能判据 C：允许设备功能或性能暂时降低或丧失，但需要操作者干预或系统复位。

举个简单的例子，蒸汽灭菌器在正常工作时，施加 0% 的电压暂降干扰，灭菌器加热功能失效，但干扰结束后灭菌器能自动恢复加热功能，满足判据 B，即符合标准要求。

GB 18268.1—2010 对抗扰度的试验要求及性能判据如表 8－2、表 8－3 所列。

对于发射项目的要求及试验方法与 YY 0505—2012 相同，具体内容在这里不再复述。对于 GB 4824—2013《工业科学和医疗（ISM）射频设备　骚扰特性　限值和测量方法》中的分类说明有必要在这里稍作叙述。该标准中定义 A 类设备是指非家用和不直接连接到住宅低压供电网设施中使用的设备，而 B 类设备是指家用设备和直接连接到住宅低压供电网设施中使用的设备。企业对自己生产的消毒灭菌设备进行分类定义时，应考虑到产品实际使用的场所环境，一般而言只供医院使用的消毒灭菌产品（如大型蒸汽灭菌器）应定义为 A 类设备；如果预期使用场所除了医院外，还包括使用市电电网的场所，例如小型诊所、社区医院等，则产品应定义为 B 类设备，代表性的产品为小型蒸汽灭菌器。

此外，定义为 A 类的消毒灭菌设备的抗扰度试验要求应参照表 8－3，定义为 B 类的消毒灭菌设备的抗扰度试验要求则应参照表8－2。

表8－2 抗扰度试验的基本要求

端口	试验项目	基础标准	试验值	性能判据
外壳	静电放电（ESD）	GB/T 17626.2	接触放电4kV；空气放电4kV	B
	射频电磁场	GB/T 17626.3	3V/m（80MHz～1GHz）	
			3V/m（1.4～2GHz）	
			1V/m（2.0～2.7GHz）	A
交流电源（包括保护接地）	电压暂降	GB/T 17626.11	0% 半周期	B
			0% 1周期	B
			70% 25/30[e]周期	C
	短时中断	GB/T 17626.11	0% 25/30[e]周期	C
	脉冲群	GB/T 17626.4	1kV（5/50ns，5kHz）	B
	浪涌	GB/T 17626.5	0.5kV[a]/1kV[b]	B
	射频场感应的传导骚扰	GB/T 17626.6	3V（150kHz～80MHz）	A
直流电源[d]（包括保护接地）	脉冲群	GB/T 17626.4	1kV（5/50ns，5kHz）	B
	浪涌	GB/T 17626.5	0.5kV[a]/1kV[b]	B
	射频场感应的传导骚扰	GB/T 17626.6	3V（150kHz～80MHz）	A
I/O信号/控制（包括功能接地端口的连接线）	脉冲群	GB/T 17626.4	0.5kV[d]（5/50ns，5kHz）	B
	浪涌	GB/T 17626.5	1kV[b、c]	B
	射频场感应的传导骚扰	GB/T 17626.6	3V[d]（150kHz～80MHz）	A
直接与电源相连的I/O信号/控制	脉冲群	GB/T 17626.4	1kV（5/50ns，5kHz）	B
	浪涌	GB/T 17626.5	0.5kV[a]/1kV[b]	B
	射频场感应的传导骚扰	GB/T 17626.6	3V（150kHz～80MHz）	A

a. 线对线。

b. 线对地。

c. 仅适用于长距离线的情况。

d. 仅适用于线路长度超过3m的情况。

e. “25/30周期”表示25周期适用于额定频率为50Hz的试验，30周期适用于额定频率为60Hz的试验。

表8-3　工业场所用设备的抗扰度试验要求

端口	试验项目	基础标准	试验值	性能判据
外壳	静电放电（ESD）	GB/T 17626.2	接触放电4kV；空气放电8kV	B
	射频电磁场	GB/T 17626.3	10V/m（80MHz~1GHz）	
			3V/m（1.4GHz~2GHz）	A
	额定工频磁场	GB/T 17626.8	1V/m（2.0GHz~2.7GHz）	
			30A/m[e]	A
交流电源	电压暂降	GB/T 17626.11	0%　1周期	B
			40%　10/12[g]周期	C
			70%　25/30[g]周期	C
	短时中断	GB/T 17626.11	0%　250/300[g]周期	C
	脉冲群	GB/T 17626.4	2kV（5/50ns，5kHz）	B
	浪涌	GB/T 17626.5	1kV[a]/2kV[b]	B
	射频场感应的传导骚扰	GB/T 17626.6	3V[f]（150kHz~80MHz）	A
直流电源[g]	脉冲群	GB/T 17626.4	2kV（5/50ns，5kHz）	B
	浪涌	GB/T 17626.5	1kV[a]/2kV[b]	B
	射频场感应的传导骚扰	GB/T 17626.6	3V[f]（150kHz~80MHz）	A
I/O信号/控制（包括功能接地端口的连接线）	脉冲群	GB/T 17626.4	1kV（5/50ns，5kHz）[d]	B
	浪涌	GB/T 17626.5	1kV[b、c]	B
	射频场感应的传导骚扰	GB/T 17626.6	3V[d、f]（150kHz~80MHz）	A
直接与电源相连的I/O信号/控制	脉冲群	GB/T 17626.4	2kV（5/50ns，5kHz）	B
	浪涌	GB/T 17626.5	1kV[a]/2kV[b]	B
	射频场感应的传导骚扰	GB/T 17626.6	3V[f]（150kHz~80MHz）	A

a. 线对线。
b. 线对地。
c. 仅适用于长距离线的情况。
d. 仅适用于线路长度超过3m的情况。
e. 适用于对磁场敏感的设备。当磁场强度大于1A/m时，阴极射线管的显示干扰是允许的。
f. 传导射频试验的试验等级较辐射射频试验的试验等级低，这是由于传导射频试验在每个频率上模拟了谐振状态，因此是一种较严酷的试验。
g. “25/30周期”表示25周期适用于额定频率为50Hz的试验，30周期适用于额定频率为60Hz的试验。

图书在版编目（CIP）数据

医疗器械消毒标准解读/黄鸿新主编．—广州：暨南大学出版社，2019.2（2024.8 重印）
（医疗器械标准丛书）
ISBN 978－7－5668－2405－9

Ⅰ.①医…　Ⅱ.①黄…　Ⅲ.①医疗器械—消毒—标准　Ⅳ.①R197.39－65

中国版本图书馆 CIP 数据核字(2018)第 125765 号

医疗器械消毒标准解读
YILIAO QIXIE XIAODU BIAOZHUN JIEDU
主　编：黄鸿新

出版人：阳　翼
策划编辑：张仲玲
责任编辑：黄　球
责任校对：詹建林
责任印制：周一丹　郑玉婷

出版发行：暨南大学出版社（511434）
电　　话：总编室（8620）31105261
　　　　　营销部（8620）37331682　37331689
传　　真：（8620）31105289（办公室）　37331684（营销部）
网　　址：http：//www.jnupress.com
排　　版：广州市新晨文化发展有限公司
印　　刷：广东虎彩云印刷有限公司
开　　本：787mm×1092mm　1/16
印　　张：10.25
字　　数：250 千
版　　次：2019 年 2 月第 1 版
印　　次：2024 年 8 月第 3 次
定　　价：28.00 元